现代康复医学译丛

手和上肢超声：进阶指南

Ultrasound of the Hand and Upper Extremity:
A Step-by-Step Guide

附视频

主编 [美] John R. Fowler Jr.
　　　　Nandkumar M. Rawool

主译　李铁山

译者　宁春平　王　琳　冯　硕

电子工业出版社
Publishing House of Electronics Industry
北京·BEIJING

Copyright©2018 of the original English language edition by Thieme Medical Publishers, Inc., New York, USA.
Original title:Ultrasound of the Hand and Upper Extremity by John R. Fowler Jr. / Nandkumar M. Rawool

本书中文简体字版授予电子工业出版社独家出版发行。未经书面许可，不得以任何方式抄袭、复制或节录本书中的任何内容。

版权贸易合同登记号　图字：01-2018-8671

图书在版编目（CIP）数据

手和上肢超声：进阶指南/（美）约翰·福勒（John R. Fowler Jr.），（美）南德库玛·罗沃（Nandkumar M. Rawool）主编；李铁山主译．—北京：电子工业出版社，2020.1
（现代康复医学译丛）
书名原文：Ultrasound of the Hand and Upper Extremity
ISBN 978-7-121-37898-0

Ⅰ．①手…　Ⅱ．①约…　②南…　③李…　Ⅲ．①上肢–肌肉骨骼系统–超声波诊断　Ⅳ．① R681.704

中国版本图书馆 CIP 数据核字（2019）第 258487 号

责任编辑：王梦华
印　　刷：中国电影出版社印刷厂
装　　订：中国电影出版社印刷厂
出版发行：电子工业出版社
　　　　　北京市海淀区万寿路 173 信箱　　邮编：100036
开　　本：889×1194　1/16　印张：10.25　字数：184 千字
版　　次：2020 年 1 月第 1 版
印　　次：2020 年 1 月第 1 次印刷
定　　价：120.00 元

凡所购买电子工业出版社图书有缺损问题，请向购买书店调换。若书店售缺，请与本社发行部联系，联系及邮购电话：（010）88254888，88258888。
质量投诉请发邮件至 zlts@phei.com.cn，盗版侵权举报请发邮件到 dbqq@phei.com.cn。
本书咨询联系方式：QQ 375096420。

译者序

时光流逝，岁月蹉跎，屈指算来，我从一名神经科医生转行踏入康复医学领域已经有 20 年了。团队工作（team work）是康复医学工作的特点，康复医生被誉为这个团队的头儿（team leader），可是 20 年来一直有些问题困扰着我：康复医生在这个团队中的角色到底是什么？既然是医生，我们会什么？我们的专有技术是什么？

非常羡慕我们的内科同行们，20 年的发展，他们的行医业态已经发生了巨大的变革，心内科医生做血管造影、放动脉支架、行射频消融、堵房间隔缺损……消化内科医生做内镜、取活检、切早癌……这些操作使得他们几乎已经变成了外科医生，完成了从内科到外科的华丽转身，很多难缠的疾病在内科医生手中也成了小菜一碟，彰显了做医生的荣耀。兄弟专业的飞速发展，主要是因为他们找到了属于自己学科的有利"武器"，让他们如虎添翼，能力倍增。

10 年前我去台湾考察时，发现他们的康复医生在使用超声做检查和介入治疗，我意识到这个"武器"是非常适合康复医生职业特性的，因为我们主要面对的就是神经和肌肉骨骼的疾病。超声不仅可以提供影像学信息，还可以引导我们进行介入治疗。随着超声仪器的小型化、便携化，价格不再是临床推广的障碍；而且由于其对浅表肌骨结构的分辨率很高，很适合成为康复医生的武器，所以从那时起，我就开始了对肌骨超声的学习和探索。肌骨超声的应用不仅提高了诊断水平，介入治疗的开展也使很多疼痛难耐的患者获得了神奇的治疗效果，我作为医生的成就感油然而生。我觉得十分有必要把这个武器推荐给我的同行，让大家一起掌握它，使之成为我们这个 team leader 的专有技术之一，为更多的患者造福。

肌骨超声的专业书籍大多数由超声科同行撰写，没有影像学基础的康复医生和临床其他科室的医生需要花费大量的时间去掌握。《手和上肢肌骨超声：进阶指南》是一本非常简单实用的超声书籍，很适合康复医生或者风湿科、骨科医生在繁忙的临床工作中快速掌握这种技术。在电子工业出版社的大力支持下，我邀约我院康复科和超声科同仁把此书翻译成中文，推荐给国内的同行，期待这本书的正式出版能为肌骨超声技术的快速推广添砖加瓦。

在本书的翻译过程中，得到了王琳、宁春平和冯硕三位青年才俊的鼎力支持，才使我下决心接受这个任务。希望通过我们的努力，能够为肌骨超声在康复及临床中的推广应用贡献绵薄力量。由于我才疏学浅，翻译过程中难免会有差错，希望读者见谅和斧正。

李铁山
2019 年 11 月 11 日

附带的视频菜单

视频 3.1：识别 A1 滑车。

视频 5.1：正中神经的各向异性。

视频 5.2：正中神经支配拇长屈肌收缩。

视频 5.3：前臂至腕管段的正中神经。

视频 8.1：扫查前臂远侧，可见正中神经深穿于旋前圆肌浅头和深头之间。

视频 8.2：扫查前臂桡侧和远侧，可见桡神经深穿于旋后肌间。

视频 8.3：扫查前臂远侧，可见尺神经走行于肱骨头－尺骨头腱膜的下方，尺侧腕屈肌由此两头会合而成。

视频 9.1：肱骨外上髁炎的超声表现。

视频 10.1：动态评估尺侧副韧带。患者肘关节屈曲约 30°，可见尺侧副韧带及其下方的肱尺关节。向肘关节施加外翻应力，可发现任何尺侧副韧带的断裂或关节间隙的异常增宽。无症状的患者则没有尺侧副韧带断裂或关节间隙病理性增宽的迹象。

视频 11.1：扫查前臂外侧，动态评估肱二头肌远端。扫查外侧，指导患者做前臂旋前、旋后动作时可见肱二头肌远端肌腱。在桡骨深缘可见肌腱抵止处。远端肌腱随着前臂的运动而移动，在整个检查过程中，肌腱应与桡骨粗隆相连续。

视频 11.2：扫查前臂内侧动态评估肱二头肌远端。扫查内侧，指导患者做前臂旋前、旋后动作时可见肱二头肌远端肌腱。在桡骨浅缘可见肌腱抵止处。远端肌腱随着前臂的运动而移动，在整个检查过程中，肌腱应与桡骨粗隆相连续。

视频 11.3：扫查前臂后侧动态评估肱二头肌远端。扫查后侧，指导患者做前臂旋前、旋后动作时可见肱二头肌远端肌腱。在桡骨浅缘可见肌腱抵止处。远端肌腱随着前臂的运动而移动，在整个检查过程中，肌腱应与桡骨粗隆相连续。

前　　言

我们非常高兴出版了《手和上肢肌骨超声：进阶指南》——为忙碌的临床医生编撰的专著。本书假设阅读者先前无超声经验，是一本"食谱"，旨在教授各种上肢病变的基本超声原理和技术。

肌骨超声已经从一种只有超声科医生使用的小众模式发展成为许多内科医生和外科医生进行临床应用的主流技术，尤其是在上肢病变的应用数量增长惊人。随着医疗服务人员面临控制医疗成本并尽可能提供有效医疗服务的越来越大的压力，肌骨超声的应用范围将继续扩大。与基于体表标志的注射相比，超声引导下的关节内、囊内、鞘内注射提高了准确性，改善了患者的预后评分，提高了患者的满意度。此外，许多研究发现，超声在鉴别完整性肩袖撕裂、副韧带撕裂和肌腱断裂、撕裂方面具有能与磁共振成像相媲美的敏感性和特异性。

遗憾的是，目前市面上的图书往往过于注重理论，对于忙碌的临床医生来说并不是非常"易读"的。以我们的经验，在检查过程中要清楚知道如何进行特定的注射或识别特定的结构如同"大海捞针"。这是编写这本书的主要动机。我们的目标是提供简单易懂的指南来进行注射和鉴别上肢的病变。书中的内容以一种"高产"的格式呈现，其中包含要点，而不是密集的段落内容。这种格式使临床医生能够快速查找所需的内容并将其应用于预期的临床情况。书中每一章都有大量的图片来展示如何放置超声探头、在哪里进针以及如何进行肌骨超声检查。此外，部分章节有视频来演示一些检查技术。

我们确信你会发现这本书非常有助于将肌骨超声融入临床实践中。从诊断角度来看，我们建议对每个已经完成磁共振检查的患者再进行一次肌骨超声检查。在已知诊断结果的情况下，这是你"实践"超声技能的机会。就像学习每一种技能一样，想要精通它需要花费时间和进行大量的练习。你不必对每位患者都进行完整的肌骨超声检查，而是专注于认识特定的结构。熟能生巧。

John R. Fowler Jr., MD
Nandkumar M. Rawool, MD, RDMS

主　编

John R. Fowler Jr., MD
Assistant Professor
Department of Orthopaedic Surgery
Assistant Dean
Medical Student Research University of Pittsburgh Medical Center Pittsburgh, Pennsylvania

Nandkumar M. Rawool, MD, RDMS
Associate Professor Department of Radiologic Sciences
Program Director
Diagnostic Medical Sonography and Cardiovascular Sonography
Thomas Jefferson University
Philadelphia, Pennsylvania

编　者

Carol L. Andrews, MD
Chief, Division of Musculoskeletal Radiology
Associate Professor, Department of Radiology
University of Pittsburgh Medical Center
Pittsburgh, Pennsylvania

Angel Checa, MD
Drexel University College of Medicine
Philadelphia, Pennsylvania

Andrew C. Cordle, MD, PhD
Associate Chief, Division of Musculoskeletal Radiology
Assistant Professor
Department of Radiology University of Pittsburgh Medical Center Pittsburgh, Pennsylvania

John R. Fowler Jr., MD
Assistant Professor
Department of Orthopaedic Surgery Assistant Dean
Medical Student Research University of Pittsburgh Medical Center
Pittsburgh, Pennsylvania

Aaron G. Grand, MD
Clinical Assistant Professor
Department of Plastic Surgery
University of Pittsburgh School of Medicine
Pittsburgh, Pennsylvania
Hand and UpperEx Center
Wexford, Pennsylvania

Nandkumar M. Rawool, MD, RDMS
Associate Professor Department of Radiologic Sciences
Program Director
Diagnostic Medical Sonography and Cardiovascular Sonography
Thomas Jefferson University
Philadelphia, Pennsylvania

Eric R. Helm, MD
Assistant Professor
Department of Physical Medicine and Rehabilitation University of Pittsburgh Medical Center
Pittsburgh, Pennsylvania

Thomas B. Hughes Jr., MD
Orthopaedic Specialists, UPMC
Pittsburgh, Pennsylvania

Brian M. Jurbala, MD
Highland Center for Orthopaedics
Lakeland, Florida

Kevin Kruse, MD
Texas Orthopaedic Associates
Dallas, Texas

David S. Mills, MD
Department of Physical Medicine and Rehabilitation University of Pittsburgh Medical Center
Pittsburgh, Pennsylvania

Nandkumar M. Rawool, MD, RDMS
Associate Professor
Department of Radiologic Sciences Program Director Diagnostic Medical Sonography and Cardiovascular Sonography Thomas Jefferson University Philadelphia, Pennsylvania

Matthew T. Santa Barbara, MD
Academic Chief Resident
Department of Physical Medicine and Rehabilitation University of Pittsburgh Medical Center
Pittsburgh, Pennsylvania

Aaron J. Wyse, MD
Assistant Professor Department of Radiology University of Pittsburgh Medical Center Pittsburgh, Pennsylvania

绘　图

Andrea Hines

目 录

第 I 部分 概 述

第 1 章 上肢超声的基础知识 …………………………… 3
第 2 章 肌骨超声图像的优化调节 ……………………… 16

第 II 部分 手和腕

第 3 章 扳机指 …………………………………………… 27
第 4 章 指屈肌肌腱撕裂的评估 ………………………… 35
第 5 章 腕管综合征的评估及超声引导下注射 ………… 39
第 6 章 桡骨茎突狭窄性腱鞘炎 ………………………… 44
第 7 章 腕关节的评估 …………………………………… 48

第 III 部分 前臂和肘部

第 8 章 前臂和肘部的神经检查 ………………………… 57
第 9 章 肱骨外上髁炎的检查 …………………………… 68
第 10 章 副韧带的检查 …………………………………… 73
第 11 章 肱二头肌肌腱远端的检查 ……………………… 85

第 IV 部分 肩 部

第 12 章 肩部的检查 ……………………………………… 105
第 13 章 超声引导下肩关节注射 ………………………… 113
第 14 章 粘连性关节囊炎的治疗 ………………………… 117

第 V 部分 肿 瘤

第 15 章 手掌或手指肿瘤的评估 ………………………… 133
第 16 章 常见的肿瘤性病变 ……………………………… 146

致 谢

谨以此书献给我的妻子和朋友——Amy，感谢你的爱和支持，并容忍我的研究工作。

John R. Fowler Jr., MD

谨以此书献给我的父亲 Madhavrao 和我的母亲 Sharada，感谢他们的爱和支持。

Nandkumar M. Rawool, MD, RDMS

感谢 Sue Hodgson 不知疲倦地看着这本书完成。

第 I 部分 概 述

第 1 章 上肢超声的基础知识

第 2 章 肌骨超声图像的优化调节

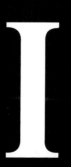

第 1 章　上肢超声的基础知识

Carol L. Andrews, Andrew C. Cordle

超声探头内含压片晶体，可以产生高频声波（图 1.1），也可以接收这些声波穿过人体组织后反射回来的信号，从而形成反映人体空间结构和对比度的图像。

物理基础知识

声波在传播过程中会遇到不同的组织界面，例如液体 – 肌肉界面或骨皮质 – 软组织界面。声波与界面的交互作用会形成图像和（或）伪像。对这一原理的充分理解可以避免很多问题，也可以有效地提高图像质量。

反射

由探头产生的超声声束在不同组织中传播时会遇到各种界面（图 1.2）。部分超声声束可以穿过界面，继续向深处组织传播；部分超声声束则会被反射回来继而被探头接收到，在显示屏上表现为一个亮的信号。信号的亮度随其所遇组织的不同而异，某些界面的声阻抗可能会明显大于其他组织。声阻抗差异比较大的相邻组织可能会造成声波的强反射。

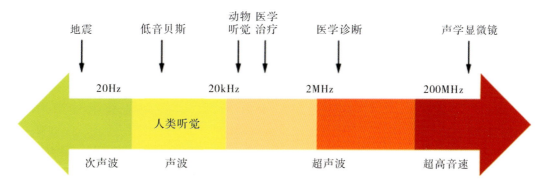

图 1.1　声波频谱示意图。用于医学诊断的声波频率为 1MHz~20MHz

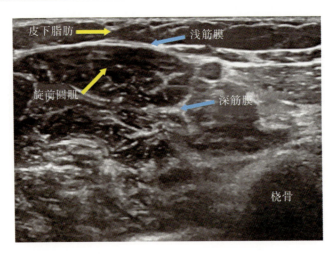

图 1.2 界面：由前臂肌筋膜反射形成的多个反射界面在图像上形成高回声线（采用 15MHz 线阵探头获得的前臂近端横切面图像）

折射

折射是指超声波在传播过程中发生折曲、改变方向，从而无法返回被探头接收的现象（图 1.3）。折射常发生于声波遇到比较锐利的肌腱边缘时，导致相应的组织后方出现折射声影。

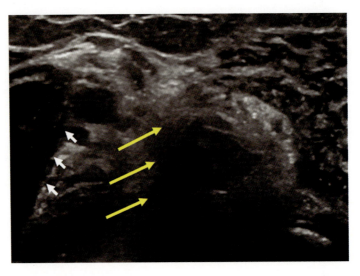

图 1.3 折射：声波传播至肌腱边缘（白色箭头）或肌筋膜边缘（黄色箭头）时，部分声波在这些锐利的组织边缘处发生折射从而产生折射声影（采用 15MHz 线阵探头获得的前臂远端横切面图像）

衰减

超声波的强度会受到传播过程中发生的反射、折射、方向改变、散射以及组织吸收等的影响，最终导致由深部组织反射回来的声波信号强度会有所减低（图1.4）。

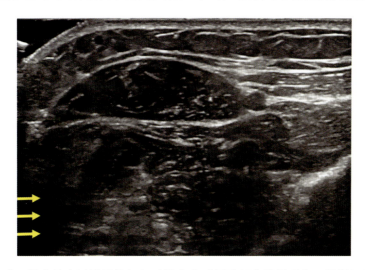

图 1.4　衰减：超声波穿过浅层软组织时发生衰减导致部分信号丢失，使得深层软组织呈现一边界清晰、内部模糊的低回声（黄色箭头；采用 13MHz 线阵探头获得的前臂远端横切面图像）

增益补偿

为了尽可能放大显示细节特征，很多现代超声仪器带有一个可以调节不同区域图像增益的按钮，可以增强来自深部组织的较弱的回声信号（图1.5）。

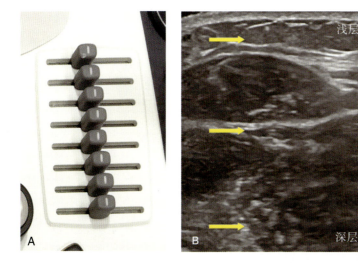

图 1.5　增益补偿。A. 显示一排可以手动调节的滑动键，用来调节不同深度的图像增益使不同深度的组织显示同样的灰阶。B. 调节后，深层软组织（黄色箭头）的回声和灰阶与浅层软组织的相同（采用 13MHz 线阵探头获得的前臂远端横切面图像）

超声仪器

现在市场上有各种品牌和样式的超声诊断仪（图1.6），它们具有不同的大小、便携度、图像质量、容量、简易性和价格，选择合适的仪器也应因人而异。

选择了某一超声诊断仪之后，应该对仪器进行适当的调整以方便使用。在正式应用于患者的诊断前，应对仪器进行一些必要的评估和练习。

在购买仪器时，应该考虑到以下几点：

- 如何使用这台超声诊断仪？使用者的特长以及关注领域是什么？
- 有哪些特殊要求？
- 需要哪些探头？
- 需要选择哪些软件？
- 对仪器的便携性有何要求？
- 购买或租赁的资金预算是多少？

优化图像质量

1. 合适的探头

如图1.7所示，探头的形状和频率各不相同。探头的频率与图像所能显示的深度以及质量有关（图1.8）。

（1）低频探头（5MHz~7MHz）

①穿透力强而分辨率低。

②凸阵或线阵探头；低频探头适用于显示较大区域或较深组织的病变。

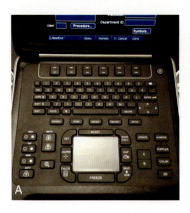
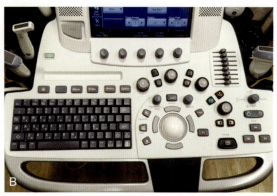

图1.6 超声仪器。便携超声仪（A）具有一般功能，价格较低。全尺寸标准超声仪（B）价格较高，功能更加复杂完善

（2）高频探头（10MHz~17MHz）

①分辨率高而穿透力低。

②不同形状的探头：较小的高频线阵探头（曲棍球棒形探头）非常适合浅表组织器官的显示。

因此，根据所要检查的部位选择不同的探头非常重要。

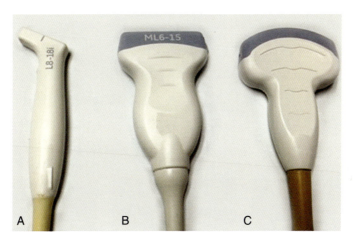

图1.7　探头的形状和频率各异。A.曲棍球棒形探头是一种高频线阵探头，用来评估较小而复杂的区域，例如手指。B.标准线阵探头是频率为6MHz~15MHz的长方形探头，适用于大部分的肌骨组织检查。C.凸阵探头用来显示较大区域或较深的软组织

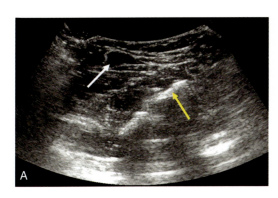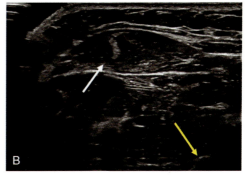

图1.8　探头频率。A.采用5MHz凸阵探头获得的前臂掌侧横切面。超声图像近场边缘为弧形。可以显示深达6cm组织的图像，但图像的细节显示很有限，例如桡侧腕伸肌（白色箭头所示）。放射状排列的骨皮质显示很清晰（黄色箭头）。B.在同一解剖区域采用15MHz线阵探头获得的前臂掌侧图像。长方形的超声图像仅能显示深约3cm的组织。桡侧腕伸肌的内部结构显示清晰（白色箭头），而深部放射状排列的骨皮质的显示很有限（黄色箭头）

2. 耦合剂

耦合剂可以提高探头与患者皮肤之间界面的平滑度。在检查过程中，探头与患者之间的液性介质是非常必要的，能非常有效地减少伪像。

仪器调节

- 如果仪器不能自动识别探头，则需要正确选择合适的探头和频率。
- 调节合适的图像亮度和对比度。
- 选择合适的图像增益（图1.9）。很多仪器可以自动设置增益，但同时也允许适当的调整以优化图像质量。
- 根据所要观察的区域调节合适的深度（图1.10）。
- 调节适当的聚焦点位置以提高图像分辨率（图1.11）。可以选择单聚焦点或多点聚焦，但需要注意的是，焦点越多图像的帧频越低。

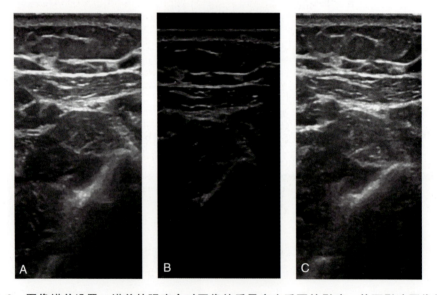

图1.9 图像增益设置。增益的强度会对图像的质量产生重要的影响，从而影响图像的解读。A.增益过强，不同组织之间的界面亮度过高，使得图像难以解读；B.增益过低，图像模糊，很多有用信息被丢失；C.增益调节适中，图像清晰易于理解（上述掌根部横切面图像均由15MHz线阵探头获得）

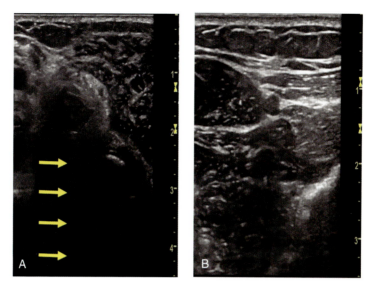

图1.10 深度调节。A.深度调节不当可导致前臂远端掌侧切面组织分辨率过低，而远场有很多空间冗余。B.经验丰富的操作者适当调节深度后，图像质量明显提高（采用15MHz 线阵探头获得图像）

检查技术

适当的扫描技术

1. 检查者应选择舒适的坐位

①持探头的手应有一个舒适稳定的支点。

②将探头稳定、垂直地放在拟检查的结构上（图1.12）。

2. 确定图像的方向（图1.13）。每个探头的侧面都有一个指示灯、箭头或嵴样凸起。无论扫查何区域，该指示标识应该始终位于患者的右侧。

3. 当显示患者的冠状切面图像时，该探头标识应指示患者的头侧。检查时探头应按照一定的方向做重复的扫查（与对患者进行体格检查时的方法相似）。

4. 必要时可以列一个检查清单以免漏诊。

5. 超声声束是一束窄而薄的声波（比探头窄得多），因此检查时应稳定、缓慢、滑动式扫查。

6. 获得的图像应准确标注并适当保存，以备后续评估或比较。

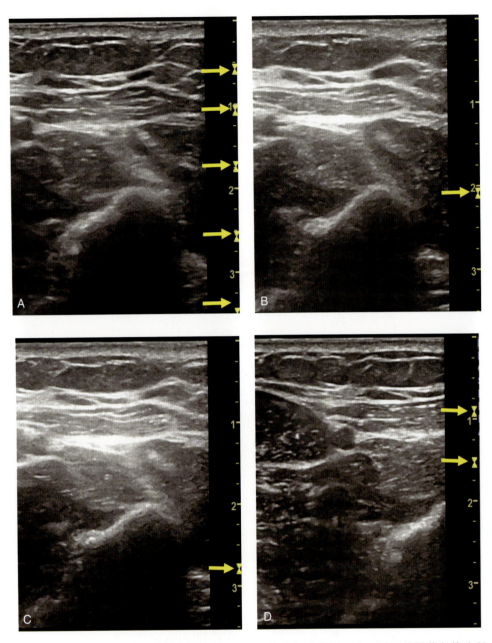

图 1.11 图像聚焦点。所有图像均采用 15MHz 线阵探头获得,唯一不同的是黄色箭头所示的焦点数目及位置。A. 采用 5 个焦点聚焦,图像帧频非常低。B. 选择位于桡骨皮质水平设置单聚焦点。C. 单聚焦点设置于桡骨皮质深部。D. 选择双聚焦点,均置于操作者所希望关注的检查区域

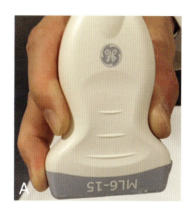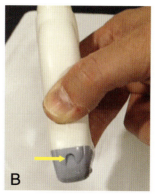

图1.12 探头的放置。A.检查者应用食指和拇指固定探头，小指或手的重心应放置在患者身体上以保持扫查过程中的稳定性。B.探头的标识（黄色箭头）应位于拇指下方，在横切面上指示患者的右侧，在纵切面上指示患者的头侧

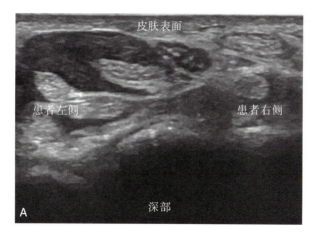

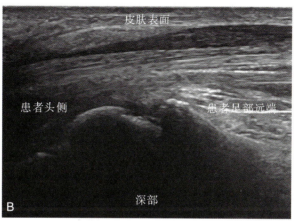

图1.13 探头的方向。A.前臂掌侧横切面：探头的标识位于图像左侧，代表患者的右侧。B.前臂掌侧纵切面：探头标识位于图像左侧，代表患者的头侧（采用15MHz线阵探头获得图像）

超声伪像

超声理论基于以下假设：

- 声波沿直线传播。
- 反射发生在沿声束中心轴向分布的组织结构处。
- 声波传播到界面时发生反射。
- 反射强度与反射体的阻抗。

但这些假设并非在任何情况下都是正确的，有时会产生伪像。

1. 各向异性

当声束直接垂直传播至肌腱或韧带时，其内的胶原纤维会表现为特征性的高回声纤维样结构（图1.14）。但当声束逐渐偏离垂直入射角度时，这种常见的高回声特征就会逐渐丢失。因此，当我们判断撕裂或部分撕裂的存在与否时，一定要保证声束垂直入射至这些结构。

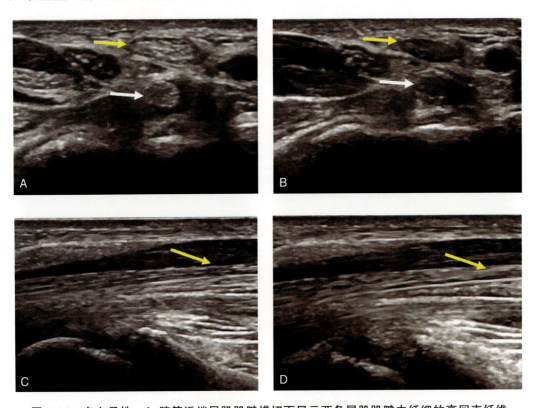

图1.14 各向异性。A.腕管近端屈肌肌腱横切面显示两条屈肌肌腱内纤细的高回声纤维结构（黄色和白色箭头）。B.稍微倾斜探头，之前的正常高回声结构消失，回声变得更低。C、D.桡骨远端纵切面观察改变探头投射角度时肌腱（黄色箭头）的回声变化。这种回声的减低与肌腱或韧带的撕裂非常相似（采用15MHz线阵探头获得图像）

2. 混响伪像

混响伪像表现为图像中平行排列的数条等间距线样回声（图1.15）。它的产生是由于声束在不同组织界面之间来回反射震荡所致。

3. 声影伪像

声影伪像是由于入射声波全部被反射、折射或吸收导致，表现为无回声区（图1.16）。

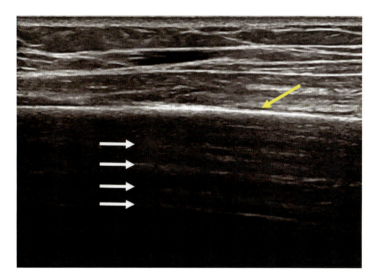

图1.15 混响伪像：前臂中段纵切面示桡骨皮质呈线状强回声（黄色箭头），其深部的多条平行排列的线样高回声即为混响伪像（采用15MHz线阵探头获得图像）

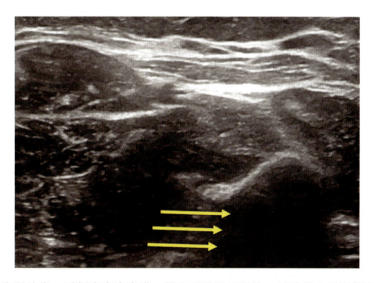

图1.16 声影伪像：对超声声束来讲，骨皮质是强反射体，导致骨皮质深部声波信号消失呈现出无回声区（黄色箭头；采用15MHz线阵探头获得图像）

4.回声增强

回声增强多见于某些高穿透性的组织后方,例如血管、腱鞘囊肿或脓肿等(图1.17)。它的产生原理是组织穿透性较高,更多的声波可以穿过并被反射接收,在图像上表现为较高回声。

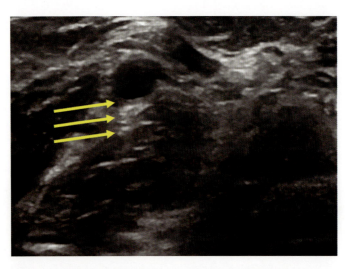

图1.17 回声增强：肘窝前方横切面显示血管深处的组织回声增强(黄色箭头)

超声的优缺点

1.优点

- 无辐射。
- 方便。
- 便携。
- 廉价。
- 可以对病变区域予以实时评估。
- 能够快速对多个关节进行对比观察。
- 可以对浅表组织结构进行评估,包括韧带、神经等。
- 可以在不同运动状态下动态观察结构的变化。
- 可以引导关节腔注射等介入治疗。

2.缺点

- 操作者依赖性高,获得清晰的图像需要不断努力改进技巧。
- 不能同时清晰显示病灶的局部细节和全貌。
- 不能用于评估高阻抗的组织病变,例如骨组织、肺组织等。

- 高频超声有潜在的热效应和机械损伤效应风险，尤其是对胎儿（特别是彩色多普勒超声，不建议对孕早期胎儿采用多普勒超声检查）。
- 伪像较多。
- 对于体型过度肥胖的患者价值有限。
- 难以显示骨皮质深处的结构。
- 难以显示关节间隙内的组织结构。
- 完成一次完整的检查可能会耗时较长。

第 2 章　肌骨超声图像的优化调节

NandKumar M. Rawool

探头

- 超声探头内置一压电元件（锆钛酸铅）。该压电元件可以将电压转化为超声声波，同时接收返回的声波并转换为电压信号。很多压电元件线状排列或弧形排列就组成了探头。
- 图 2.1 展示了超声探头的三种基本形状：凸阵探头、线阵探头和相控阵探头。
- 进行上肢扫查时，最常用的是线阵探头。

帧频和频率

- 探头发射的一个声波穿过组织传播时，在传播线上遇到组织界面产生回声，并在图像上显示为一条扫描线。这样的一组扫描线就组成了一帧图像。每秒内产生的图像帧数叫作帧频，并以赫兹（Hz）为单位显示在屏幕上。
- 由于帧频高于人眼分辨的能力，在人眼看来，就成了一幅实时的图像（与快速播放一系列独立图像时就形成电影是相似的）。
- 帧频并非由操作者控制，但可以被本书后续介绍的数个因素间接影响。

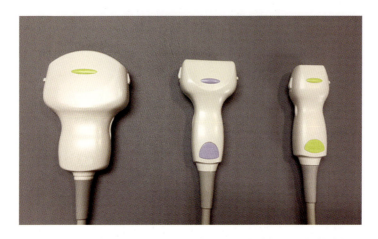

图 2.1　三种基本的探头形状：凸阵探头、线阵探头和相控阵探头

深度

- 深度决定了所能显示的人体组织深度（图 2.2A）。
- 深度用位于图像一侧的厘米数表示。在上肢超声检查时，常规选择 1~4cm 深度。
- 深度越浅，图像显得越大，反之亦然。在检查过程中，应合理调整深度使其既能清晰显示组织结构，又能包含所有想观察的感兴趣区（图 2.2B~D）。
- 扫查较深部位组织时，由于声波在组织中传播和返回的距离较远，会导致图像的帧频降低，操作者可以通过旋转"深度"按钮来调节深度。

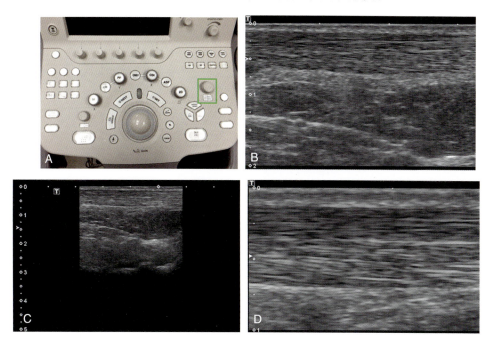

图 2.2　A. 通过旋转"深度"按钮来调节图像深度。B. 深度适中：肌腱大小合适，内部结构显示清晰。C. 过深：图像中肌腱过小，难以清晰显示内部结构。D. 过浅：肌腱被过度放大，肌腱周边的组织难以显示

衰减

- 在声波传播过程中，会发生吸收、反射和折射。这些都会导致声波的减弱（减低），尤其是当声波在较深组织中传播时（就像听广播一样，距离声源越远，听者所能听到的声音强度越低），这一现象叫作声衰减。
- 声衰减在超声图像上表现为深处的组织图像更暗。
- 声衰减是不受操作者控制的（但操作者可以通过调节增益和时间增益补偿来改变衰减程度）。

声强

- 声强指穿过某一界面的声波强度,以瓦特(Watts)为单位。
- 声强过高时有一定潜在的组织生物学效应。因此美国食品药物监督管理局(FDA)和美国超声医学协会(AIUM)设定了一系列的操作指南。
- "尽可能低"原则:在超声检查时,为了减少超声波暴露和相关风险,应尽可能采用较低的声强并减少暴露时间。
- 声强可以由操作者自行调节,但多数情况下是仪器预设好的,不需要调节。

增益

- 就像声波可以被扬声器放大一样,当超声波衰减较重时,可以予以适当补偿和放大。增益即显示超声波被放大的程度。
- 增益提高时,图像变亮。
- 增益旋钮是用来提高或降低增益的(图 2.3)。为获得准确的诊断,应适当调节图像增益。增益过高会导致图像过亮,甚至出现"水洗征";增益过低会导致图像过暗。

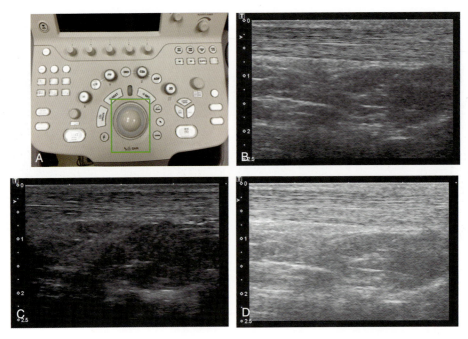

图 2.3　A. 图示超声仪器操作板上的增益调节旋钮。旋转此旋钮可以调节图像的增益(提高或降低)。B. 增益适中:图像明暗度合适,肌腱显示清晰。C. 增益过低:图像过暗。D. 增益过高:图像过亮(水洗征)

时间增益补偿

- 在声波传播过程中，声波传得越远，其衰减越多。这会导致深部组织结构的超声图像显得过暗。

- 从较深组织反射回来的声波到达探头的时间会相对延迟，因此，我们可以根据时间选择性放大这些源自较深组织的反射波，这就叫作时间增益补偿（TGC）。仅调节增益会放大整个图像的声波强度。

  TGC的调节可以由操作者拨动一系列TGC滑钮来实现。较近的滑钮控制图像近场的增益，较远的滑钮控制图像远场的增益（图2.4）。

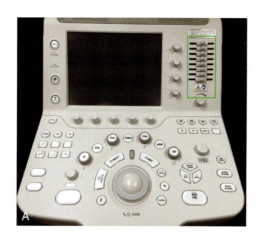

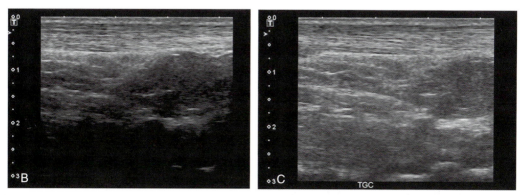

图2.4　A.图示超声仪器操作板上的TGC滑钮，滑钮可以左右拨动。B.TGC未调节时，远场超声图像（因为声波衰减）较暗，无法清晰显示组织结构。C.调节TGC后，远场增益提高，解剖结构显示清晰

频率

- 正常人耳能接收的声波频率为20Hz~20 000Hz。超声检查所应用的声波频率

远高于此（超过了人耳所能接收的范围），一般在 1 000 000Hz 或 1MHz 左右。

- 高频率的图像分辨率较高。因此，肌骨超声一般选择 10MHz~15MHz 的探头。
- 高频声波无法穿透较深的组织（例如肥胖的患者），在这种情况下，我们可以适当调节频率按钮，得到合适的穿透力和分辨率。
- 频率调节按钮或旋钮可以提高或降低频率（图 2.5）。

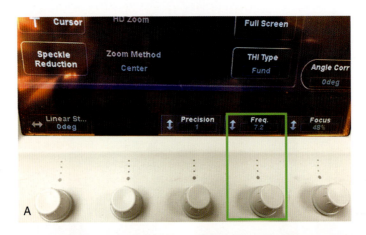

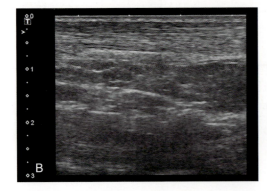

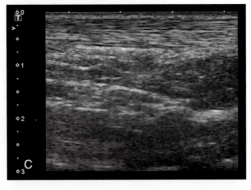

图 2.5　A. 图示超声仪器操作板上的频率调节按钮。B. 高频声波（14MHz）分辨率高而穿透力低。C. 低频声波（7MHz）穿透力高而分辨率较低

焦点

- 当光束聚焦于某点时，其直径变小。同样的，超声波束也可以在感兴趣区缩小直径从而实现聚焦。
- 源于聚焦区的反射波会变得更加锐利，从而提供更好的诊断信息。
- 操作者可以通过旋转或点击焦点按钮来上下移动焦点的位置（图 2.6）。焦点在图像上显示为一个插入号或箭头。

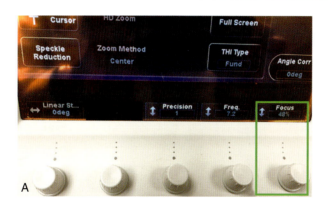

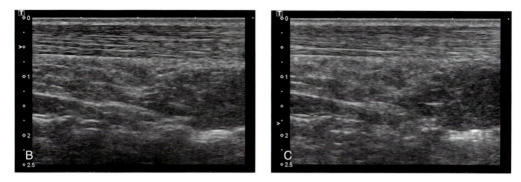

图2.6　A.图示超声仪器操作板上的焦点按钮。B.正确放置焦点（聚焦于肌腱处）。C.焦点放置错误，距离感兴趣区（肌腱）较远

动态范围

- 超声图像是灰阶图像。动态范围用来描述图像的灰阶数目。
- 动态范围较低会减少灰阶的数目。
- 高动态范围会增加灰阶的数目。
- 操作者可以通过旋转动态范围旋钮来提高或降低动态范围（图2.7）。但是，一般情况下，操作者不需要调节这一项，因为大部分仪器已经根据预设条件设置了合适的动态范围。

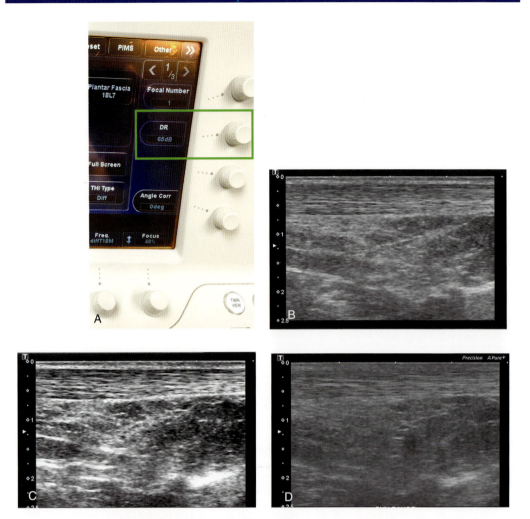

图 2.7　A.图示超声仪器操作板上的动态范围旋钮。B.动态范围适中：60，图像的灰阶理想。C.动态范围过低：30，图像灰阶较少（显得"过亮"或"色差较大"）。D.动态范围过高：90，图像显示灰阶较多（显得很平滑或"水洗征"）

回声

回声强度是用来评估声波的反射或某一组织对声波的反射强度（图 2.8）。在做超声报告时，可能用到以下术语。

- 强回声：组织的回声在超声图像上表现得特别亮（例如骨组织、钙化）。
- 高回声：回声稍高于周围组织（例如肌腱纤维）。
- 等回声：组织回声为中等回声，与周围组织相似。
- 低回声：回声较周围组织稍低（例如肌肉纤维或某些病理状态下的肌腱，如肌腱病或肌腱炎）。

- 无回声：组织回声表现为完全的暗区或者黑色（如液体、血液、动脉和静脉等）。

调整声波呈 90° 入射解剖结构

当超声波离开探头到达组织时，部分声波穿过组织而部分声波通过反射回到探头（就像光波遇到水面时一样）。当声波呈 90° 垂直入射组织时，反射最强。也就是说，发射的声波和返回的声波走行路径相同（当然方向相反），因此，探头能够接收到更多的反射波。

在肌骨超声图像中，操作者应尽可能调节探头的方向，使探头发出的脉冲波或声束尽可能垂直入射至组织，这样可以使图像更清晰。例如，正常肌腱纤维表现为高回声。

当声束与组织不垂直时，回声强度会变低或者成为低回声，这一现象叫作各向异性，此时容易引起误诊。

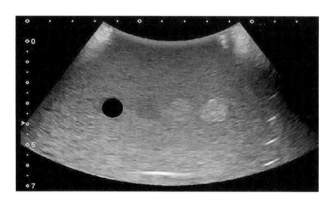

图 2.8　回声。图像中自左至右分别显示无回声区、低回声区、等回声区和高回声区

第Ⅱ部分

手和腕

第 3 章　扳机指
第 4 章　指屈肌肌腱撕裂的评估
第 5 章　腕管综合征的评估及超声引导下注射
第 6 章　桡骨茎突狭窄性腱鞘炎
第 7 章　腕关节的评估

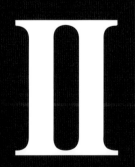

第3章 扳机指

Brian M. Jurbala

体位摆放和探头选择

- 患者坐位,面向检查者,掌心向上放在检查桌上。
- 或者患者取仰卧位,前臂旋后、掌心向上(图3.1)。
- 使用12MHz~21MHz高频线阵探头,深度2.5~4.0cm。长探头提供的视野更长,但由于手表面轮廓凹凸不平,容易出现信号衰减区。

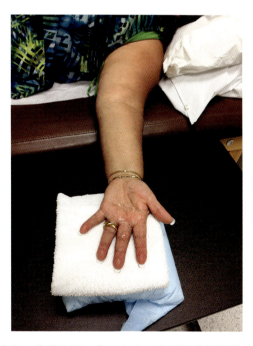

图3.1 患者取仰卧位,前臂旋后、掌心向上,找到近节指横纹和腕管沟所在的位置

体表标志

应注意以下几个体表标志:

- 近节指横纹(PFC)。
- 腕管沟。

探头放置

短轴
- 探头应与腱鞘的长轴呈 90°（图 3.2）。

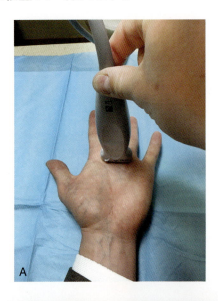

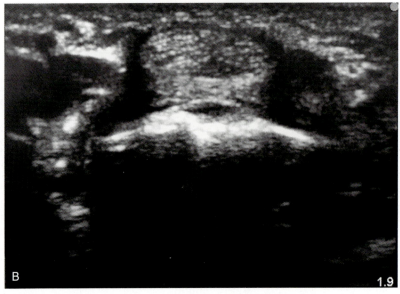

图 3.2 A．探头与腱鞘的长轴呈 90°，放在近节指横纹近端约 1cm 处。B．在此短轴切面图像上可见掌骨头、近节指骨、屈肌肌腱、A1 滑车及神经血管束

长轴

- 探头放置在掌指关节水平并与腱鞘的长轴平行，且垂直于手掌面（图3.3）。
- 探头以近节指横纹的近端为中心定位A1滑车。
- 探头应与掌心垂直。
- 探头应与腕管沟在一条直线上。
- 探头应刚好放置于近节指横纹上。
- 探头应与地面和掌心垂直。

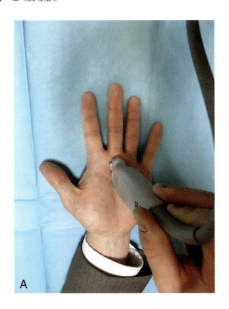

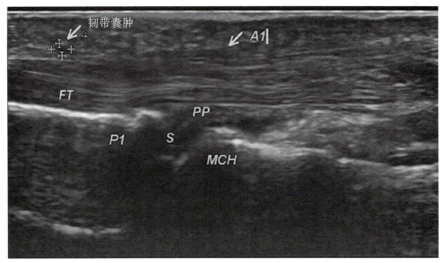

图3.3　A.探头与手指的长轴平行。B.在超声图像上可见掌骨头（MCH）、近节指骨（P1）、掌板（PP）、滑膜襞（S）、屈肌肌腱（FT）和A1滑车（A1）

正常超声解剖

在正常的解剖结构中，屈肌肌腱上覆盖着一个薄的梭形低回声结构，为增厚的 A1 滑车（图 3.4）。它通常厚约 0.5mm，但当出现有症状的扳机指时可增厚至 1.0~1.5mm（视频 3.1）。

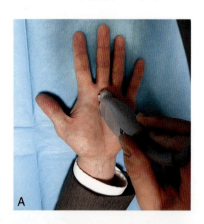

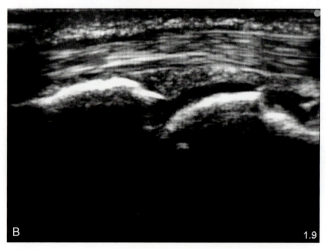

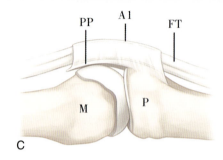

图 3.4　A. 探头与中指的长轴平行。B. 在此位置的超声图像上可见掌骨头、近节指骨、掌板、滑膜襞和 A1 滑车。C. 掌板（PP）、A1 滑车（A1）、屈肌肌腱（FT）、掌骨头（M）和近节指骨（P）

第 3 章 扳机指

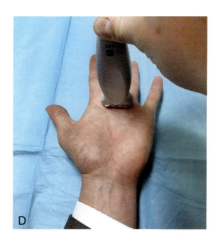

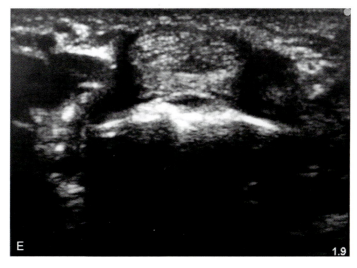

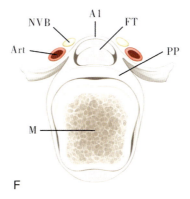

续图 3.4　D. 探头与腱鞘的长轴垂直，距离近节指横纹约 1cm。E. 在此位置的短轴切面图像上，可见掌骨头、近节指骨、屈肌肌腱、A1 滑车和神经血管束。F. A1 滑车的横断面示意图。A1：A1 滑车；Art：动脉；FT：屈肌肌腱；M：掌骨头；NVB：神经血管束；PP：掌板

病理解剖

A1滑车是掌板滑车，因此其附着于掌板及近节指骨底。A1滑车的范围在超声上不容易辨别。在A1滑车远端有一个方便可靠的骨性回声参照点，称为"P1峰"，它位于A1滑车远端边缘1mm内（图3.5）。

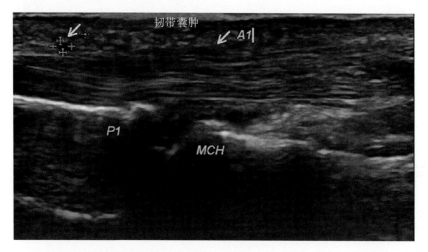

图3.5　屈肌肌腱上方增强的低回声为增厚的A1滑车、P1峰。MCH：掌骨头

超声有助于鉴别手掌的腱鞘囊肿（图3.6）。囊肿表现为与屈肌肌腱鞘关系密切的低回声肿块。

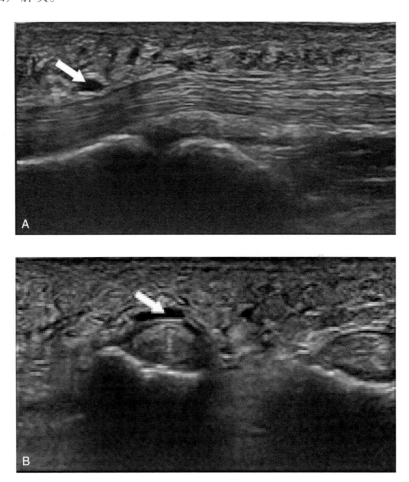

图3.6　A.长轴位图像上可见位于A1滑车上方的腱鞘囊肿（箭头）。B.横轴位图像上可见位于A1滑车上方的腱鞘囊肿（箭头）

超声引导下注射

- 超声引导下注射应选取腱鞘中心的长轴切面。
- 采用小的注射角度。使用更长的针具有助于更好地显示针,27号针配1.5in(1in=2.54cm)长的针筒最为理想。
- 应使用耦合剂,探头边缘距离近节指横纹1cm。
- 用酒精棉签擦拭近节指横纹。穿刺针与手掌呈20°~30°进入近节指横纹处的皮肤,并与探头的中心在一条直线上(图3.7)。
- 保持探头始终与手掌垂直,由近至远左右调整探头直至能清晰显示针尖。然后将探头向进针点移动,但注意进针点处不要接触耦合剂。
- 药物注射在鞘膜的上方或鞘膜内。操作者将穿刺针插入A1滑车内,同时注射药物,直至药物释放到腱鞘中。腱鞘内注入药物的量控制在0.5~1mL。

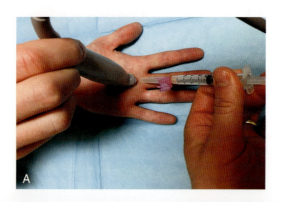

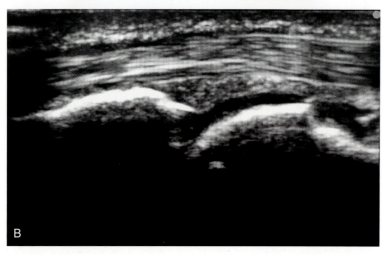

图3.7 A.将探头放于长轴位上,穿刺针注射的方向与探头呈一条直线。B.穿刺针指向低回声区并进行注射

第 4 章　指屈肌肌腱撕裂的评估

Thomas B. Hughes Jr.

体位摆放和探头选择

- 患者坐位，掌心向上放在检查桌上。
- 由于受伤，患者的手指常保持伸展状态；否则需要将患指被动伸直。
- 通常，最小的探头最适合进行手指的检查。尽管它呈现的视野最小，但是分辨率却最高，即使是在扫查前臂时，它也足够用于观察如肌腱一样小的结构。

体表标志

- 指横纹是很好的体表标志。
- 当患者弯曲和伸展手指时更容易识别屈肌肌腱。指浅屈肌肌腱（FDS）大约在掌指关节（MCP）横纹水平分成两条肌束。

探头放置

短轴

- 探头应与手指的长轴呈 90°（图 4.1），并与手指的表面保持垂直。

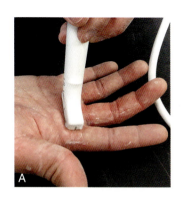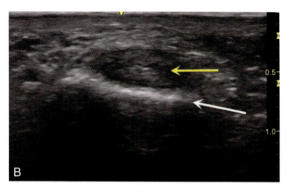

图 4.1　A. 探头的初始位置大约位于掌骨头水平。B. 在短轴切面上所获得的超声图像，可见指浅屈肌肌腱和指深屈肌肌腱的间隔（黄色箭头）。掌骨显示为一条白线（白色箭头）

- 探头的中心标识应刚好位于手指的中心，以正确显示屈肌肌腱。
- 通常在A1滑车水平、掌指关节横纹近端的横断面上更容易同时显示指浅屈肌肌腱和指深屈肌肌腱（FDP）。

长轴

- 探头应与手指的长轴平行（图4.2），更重要的是在长轴位上保持探头位于手指的中心并与手指的表面相切。
- 首先在A1滑车区域、掌指关节横纹的近端找到屈肌肌腱。

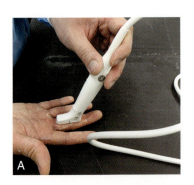 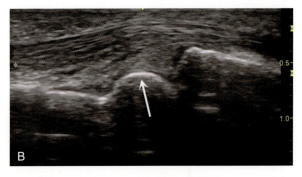

图4.2　A.探头沿近节指骨放置，探头的中心点位于近节指间关节横纹处。B.在此位置获得的超声图像可见近节指骨的髁突（白色箭头）及指浅屈肌肌腱和指深屈肌肌腱（*）之间细微的分界

正常解剖

在示意图上应识别出正常的解剖标志（图4.3）。

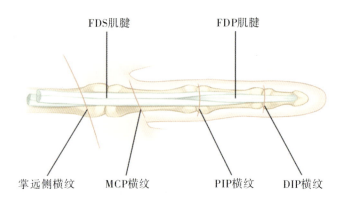

图4.3　手的正常解剖。掌指关节（MCP）横纹与掌指关节实际所在的位置有明显的差距。体表标记有助于明确定位超声检查发现的病灶。DIP：远节指间关节；FDP：指深屈肌；FDS：指浅屈肌；PIP：近节指间关节

- 指浅屈肌（FDS）肌腱。
- 指深屈肌（FDP）肌腱。
- 指深、浅屈肌肌腱交叉点。
- FDS 肌腱的附着处。
- FDP 肌腱的附着处。
- 掌远侧横纹、掌指关节（MCP）横纹、近节指间关节（PIP）横纹、远节指间关节（DIP）横纹。

病理解剖

指深屈肌肌腱单纯性撕裂

超声成像可用于明确单纯性指深屈肌肌腱撕裂（图 4.4）。

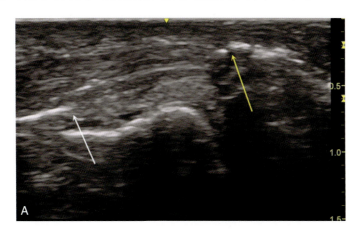

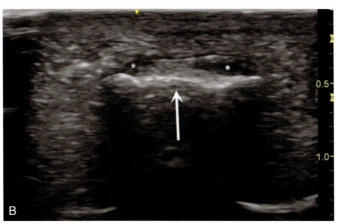

图 4.4 A. 在近节指间关节的长轴位图像上可见撕裂的指深屈肌肌腱的近端（白色箭头）和远端（黄色箭头）。B. 指浅屈肌肌腱的两条肌束仍保持完整（*）。

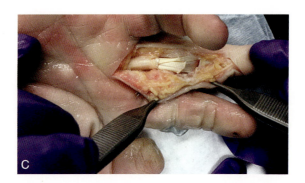

续图 4.4　C. 在尸体标本上显示指深屈肌肌腱撕裂伤

指深 – 浅屈肌肌腱复合性撕裂

指深 – 浅屈肌肌腱同时撕裂也可在超声图像上显示（图 4.5）。

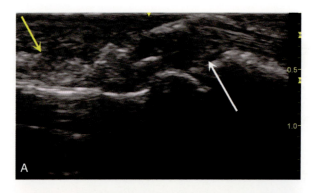

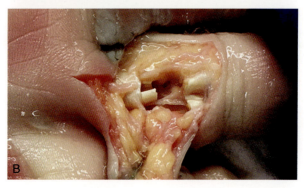

图 4.5　A. 近节指间关节的长轴位图像上可见撕裂的指深 – 浅屈肌肌腱的近端（黄色箭头）及远端（白色箭头）。B. 在尸体标本上，可见近节指骨上的指深 – 浅屈肌肌腱同时断裂

第 5 章　腕管综合征的评估及超声引导下注射

John R. Fowler Jr.

体位摆放和探头选择

- 患者坐位，面向检查者，掌心向上放在检查桌上。
- 肘部弯曲约 45°。
- 使用高频探头检查，其分辨率高但穿透力有限。

体表标志

通过视诊和触诊可获得体表标志（图 5.1）：
- 远侧腕横纹。
- 豌豆骨。

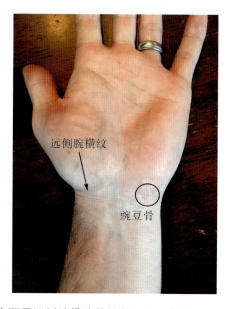

图 5.1　在图中可见远侧腕横纹的位置，豌豆骨的位置通过触诊可获得

探头的放置

短轴

- 将探头放置于远侧腕横纹的上方并与前臂的长轴垂直（图5.2）。

- 此视野可用于超声引导下注射及测量正中神经的横截面积，还可用于评估腕管内的腱鞘囊肿或肿块（视频5.1，视频5.2）。

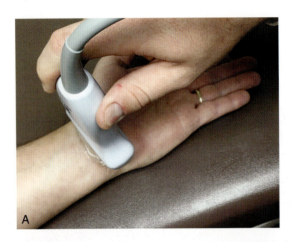

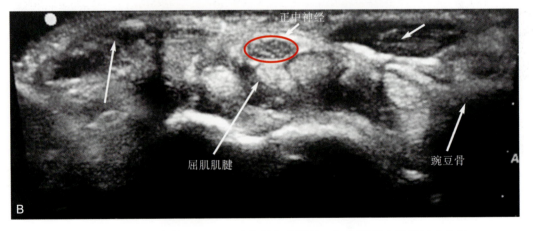

图5.2　A. 探头与前臂的长轴垂直。B. 腕管的超声图像，红色圆圈内的是正中神经

长轴

- 探头放在腕管正上方（图5.3）。
- 此视野有助于检查腱鞘炎和腕管内出现的任何肿块，也可用于评估可能存在的神经断裂。

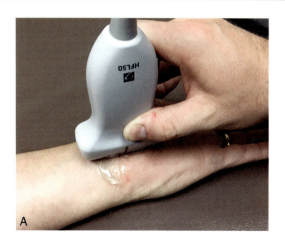

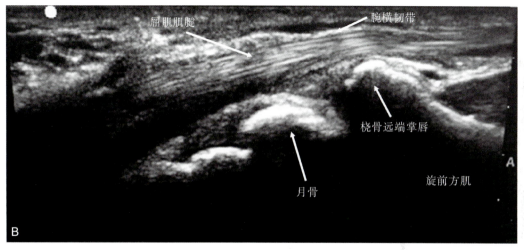

图 5.3　A. 探头与前臂的长轴平行。B. 长轴位图像上显示桡骨远端掌唇、屈肌肌腱、腕横韧带、旋前方肌和月骨

正常解剖

图 5.4 展示了腕部的正常解剖。

- 豌豆骨。
- 舟骨。
- 正中神经。
- 腕横韧带。
- 指屈肌肌腱。
- 桡侧腕屈肌。
- 尺动脉。

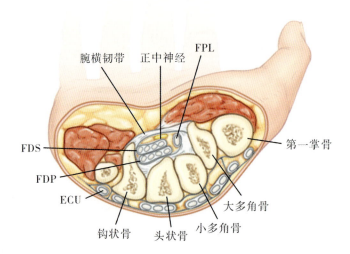

图 5.4 腕管的正常解剖。ECU：尺侧腕伸肌；FDS：指浅屈肌；FDP：指深屈肌；FPL：拇长屈肌（引自 Janis JE. Essentials of Plastic Surgery. 2nd. New York: Thieme Medical，2014.）

病理解剖

腕管综合征中肿胀的正中神经

- 测量高回声环内的面积（图 5.5）。
- 如果测得的横截面积大于 $10\,mm^2$，考虑为腕管综合征阳性（视频 5.3）。

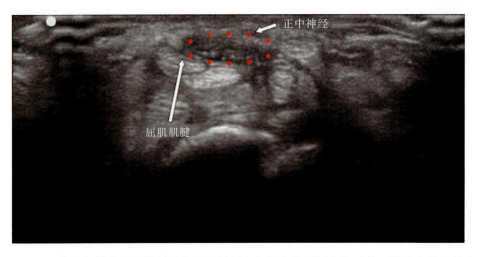

图 5.5 正中神经横截面积的测量使用的是超声仪器上的椭圆勾勒功能，椭圆应刚好放在

神经的高回声边界内

超声引导下注射

- 腕管注射的超声引导选取短轴切面（图 5.6）。
- 使用"引导线"以确保注射在正确的位置。
- 药物应注射在正中神经的尺侧。
- 当注射药物时，在短轴切面图像上只有针尖可见。

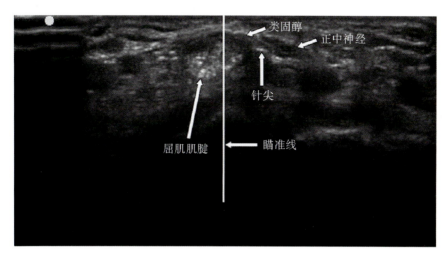

图 5.6 超声引导下腕管注射是在短轴切面视图的引导下进行的，并使用超声仪器上的引导线。识别正中神经后，将瞄准线放在正中神经的尺侧，针尖推进并注射药物。在短轴切面图像上只有针尖可见，因此，针必须与瞄准线对齐，以防止无意中注射到正中神经

第 6 章 桡骨茎突狭窄性腱鞘炎

Aaron G. Grand

体位摆放和探头选择

- 患者取坐位面向检查者,前臂放在检查桌上(图 6.1)。
- 前臂应旋转至中立位,使拇指向上,尺侧放在桌面上。
- 应使用标准的肩部探头或更窄的探头。
- 超声的深度设定在 1.8cm 以下(视频 6.1)。

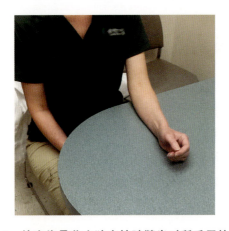

图 6.1 检查桡骨茎突狭窄性腱鞘炎时所采用的体位

体表标志

图 6.2 标注了腕部重要的体表标志,如 Lister 结节和桡动脉。正确识别桡骨茎突、舟骨结节和头静脉将有助于注射治疗。

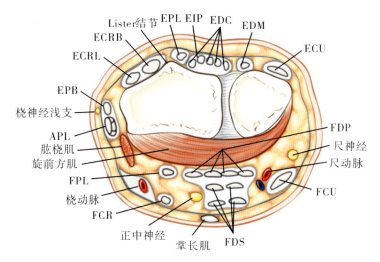

图 6.2 腕部的体表标志。APL：拇长展肌；ECRB：桡侧腕短伸肌；ECRL：桡侧腕长伸肌；ECU：尺侧腕伸肌；EDC：指总伸肌；EDM：小指伸肌；EIP：食指固有伸肌；ERB：拇短伸肌；EPL：拇长伸肌；FCR：桡侧腕屈肌；FCU：尺侧腕屈肌；FDP：指深屈肌；FDS：指浅屈肌；FPL：拇长屈肌

探头放置

短轴

- 骨性标志及桡动脉可经体表触及。一般情况下，腕背第 1 间室内的肌腱在静息状态下即可触及，有时需要伸展拇指辅助检查。
- 探头应垂直于前臂的长轴并与检查平面平行（图 6.3）。

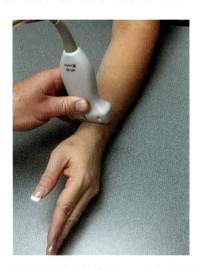

图 6.3 探头与前臂的长轴呈 90° 并与检查平面平行

- 根据患者腕部的曲度及所使用的探头型号，探头的边缘可能无法接触患者的皮肤。
- 探头中心点应置于腕背第1间室内的肌腱，由远及近或由近及远扫查。
- 彩色多普勒可用于识别邻近的头静脉及桡动脉。

长轴
- 很少使用长轴进行扫查。
- 探头方向沿前臂的长轴并与地面平行。
- 探头中心置于腕背第1间室内的肌腱上。
- 彩色多普勒可用于识别头静脉。

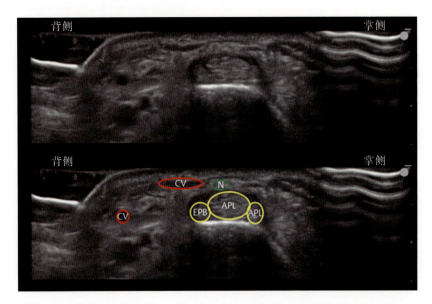

图6.4 图中可见两条拇长展肌（APL）肌束，并可清楚地看到邻近的桡神经（N）。桡神经旁可见被压扁的头静脉（CV）。EPB：拇短伸肌

超声解剖

- 在图6.4中可看到腕背第1间室内的两条肌腱。
- 应注意邻近的桡神经和头静脉。
- 拇长展肌肌束的数量变异性颇高（图6.5）。
- 10%~40%的患者在肌腱之间有一个纤维间隔，这通常与间室底面存在一个骨嵴有关。

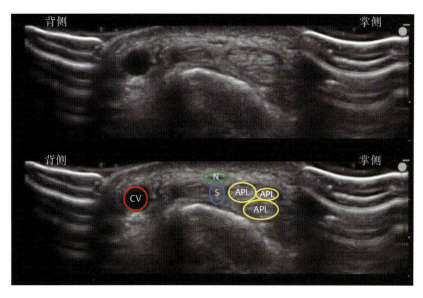

图6.5 图中可见多条拇长展肌（APL）肌束，并可清楚地看到邻近的桡神经（N）。该患者肌腱之间间隔很厚，穿刺注射时可能需要对穿刺针进行定位，以便将药物注射到每个小间室内。CV：头静脉；S：间室内的间隔

超声引导下注射

- 注射是在短轴切面采用平面外注射方式。
- 如果肌腱间存在间隔，推荐在每条肌腱周围分别注射药物以达到最好的治疗效果。因此在注射前应确定是否有间隔存在。间隔通常很难直接看到，但它的存在往往可以通过拇长展肌肌腱和拇短伸肌肌腱的分离或者间室内的骨嵴来推断。
- 如果在超声上没有看到间隔，由超声确定进针的位置。当注射开始后，如果药物只在一条肌腱周围流动，表明可能存在间隔，需将针头重新定位在另一根肌腱周围，注射剩余的药物。

第 7 章　腕关节的评估

Angel Checa

超声是一种适用于评价腕关节的影像学检查方法。腕关节超声检查对滑膜炎、晶体沉积和骨质改变（如骨侵蚀和骨赘）非常有帮助。此外，超声在诊断性的关节腔积液抽吸和引导腕关节腔注射治疗方面有其独特的优势。

体位摆放和探头选择

- 进行腕背侧的超声检查时，患者取坐位，掌心向下呈自然中立位放在检查桌上（图 7.1）。
- 进行腕掌侧的超声检查时，患者掌心向上呈自然中立位或轻度背伸位。用卷起的垫子将手腕垫高会有助于检查。
- 检查时应使用高频线阵探头（10MHz~18MHz）。小的探头（如曲棍球棒形探头）对腕关节多平面的评估更加可靠。

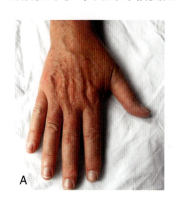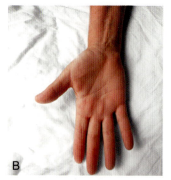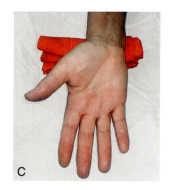

图 7.1　腕关节超声检查所采用的体位。A. 手腕部呈中立位，掌心向下。B、C. 掌心向上，腕部呈中立位或轻度背伸位

体表标志

- Lister 结节是桡骨末端背侧的骨性突起，与尺骨茎突在同一水平线上（图 7.2），可于体表触及。

- 尺骨茎突是尺骨末端的骨性突起，在前臂背侧检查时很容易看到或触及。
- 舟骨（掌侧）是位于拇指基底部外侧的骨性突起，体表可触及，它与位于内侧的豌豆骨在同一水平线上（关节连线远侧）。

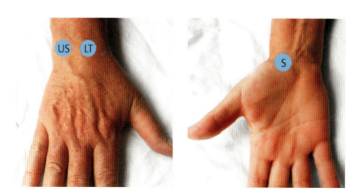

图 7.2　腕关节的背侧和掌侧常用的骨性标志。在拇指的末端可触及突起的舟骨（S）。LT：Lister 结节；US：尺骨茎突

探头放置

短轴

- 应将探头放置在关节线近侧的横断面上（图 7.3）。
- 手呈中立位，探头由近及远横向扫查，然后将腕关节尺偏，行尺偏应力试验，以评估舟月韧带的完整性，或舟骨、月骨之间是否存在异常间隙。

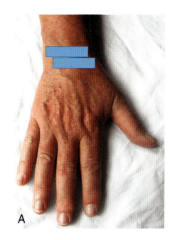
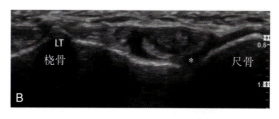
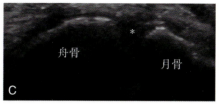

图 7.3　桡骨远端和舟月骨间关节的超声检查。A. 将探头放在关节线的短轴切面上；然后以 Lister 结节（LT）为体表标志，向远端移动。B. 下尺桡关节和桡尺隐窝（*）的短轴切面图像。C. 舟骨和月骨的短轴切面图像。*：舟月骨间关节

长轴

- 探头应放在 Lister 结节上并由近及远扫查，然后自内向外逐步移动探头（图 7.4）。
- 如图 7.5 所示，将探头放置在尺骨茎突上，显示腕关节矢状面。
- 冠状位扫查也是必要的，用以评估尺骨和三角纤维软骨复合体。
- 接下来将探头以斜矢状位放置在拇指的基底部（腕掌侧）处，清晰显示第 1 掌骨的基底部后，将探头逐步向近端移动（图 7.6）。超声的多平面评估可显示 X 线平片所不能显示的骨的退行性改变[1]。

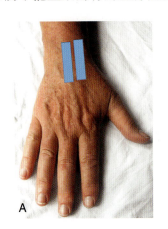
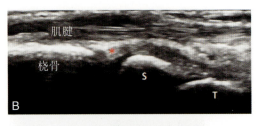
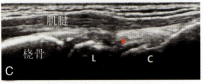

图 7.4 桡腕关节和中腕关节的超声检查。A. 将探头放在长轴切面。B、C. 桡腕隐窝和腕横关节的长轴切面图像。*：关节脂肪垫。C：头状骨；L：月骨；S：舟骨；T：大多角骨

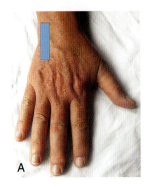
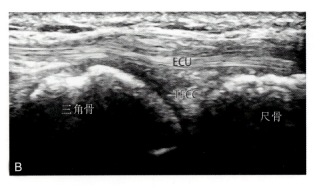

图 7.5 腕关节尺侧的超声检查。A. 将探头放在尺骨茎突的长轴位（矢状面）上。B. 长轴位图像上可见在尺骨和三角骨之间的三角纤维软骨复合体（TFCC）呈均匀的高回声。ECU：尺侧腕伸肌肌腱

---

[1] Checa A, Panahi E. Clinical images: is ultrasonography better than radiography for determining the need for surgical treatment in patients with carpometacarpal osteoarthritis? Arthritis Rheum, 2014, 66（7）:1954.

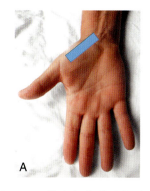
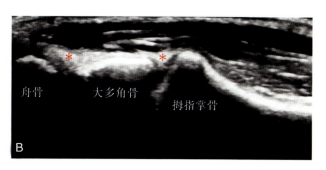

图 7.6 检查拇指基底部的关节。A.将探头以长轴位（矢状斜位）放在第 1 掌指关节的基底部。B.腕掌关节和舟骨、大多角骨关节的长轴位超声图像。*：关节脂肪垫

正常解剖

腕关节是上肢独特的解剖部位，由多块骨组成，形成了桡尺远侧关节、桡腕关节、中腕关节、腕背侧关节和第 1 腕掌关节（图 7.7）。

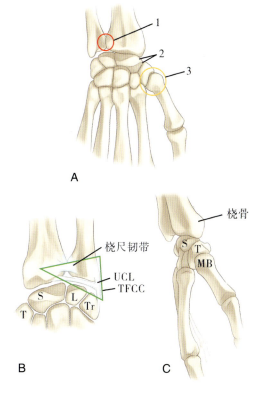

图 7.7 腕关节的解剖。A.桡尺远侧关节（1），桡腕关节和中腕关节（2），第 1 腕掌关节（3）。B、C.第 1 腕掌关节和舟大多角骨关节的详细解剖。L：月骨；MB：第 1 掌骨；S：舟骨；T：大多角骨；TFCC：三角纤维软骨复合体；Tr：三角骨；UCL：尺侧副韧带

病理解剖

累及腕关节的关节炎和退行性关节病通常先是由放射科医生、风湿科医生、运动医学医生、骨科医生和家庭医生发现的,而病变的初步分类和最终诊断却可以通过超声检查来完成(图 7.8~图 7.11)。掌握解剖知识及基本病变的超声表现对发现关节异常至关重要(表 7.1)。

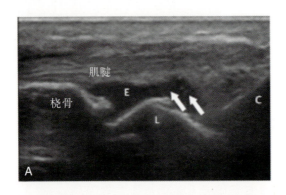

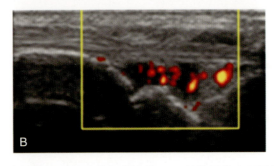

图 7.8　类风湿关节炎患者的桡腕关节超声图像。A.长轴图像上可见因积液(E)导致的关节间隙明显增宽。积液内的实性低回声(箭头)符合滑膜炎的诊断。B.滑膜内可见中度血流信号。C:头状骨;L:月骨

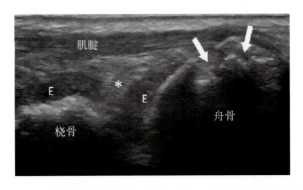

图 7.9　活动性类风湿关节炎患者的纵切面超声图像。除滑膜积液(E)外,还可看到骨皮质的不规则和不连续——此为骨侵蚀的特征。*:关节脂肪垫

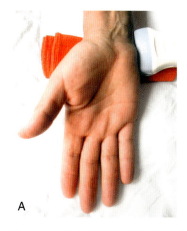
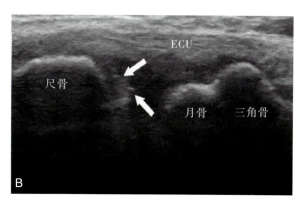

图 7.10 三角纤维软骨复合体（TFCC）的冠状位超声图像。图像中 TFCC 内的点状高回声（箭头）为软骨钙化。镜下观察关节腔积液，可见二羟基焦磷酸钙（CPPD）晶体沉积。ECU：尺侧腕伸肌腱

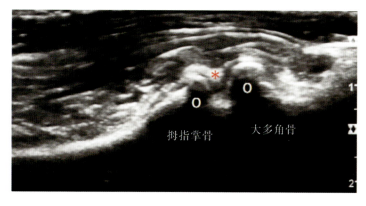

图 7.11 一例拇指基底部中度疼痛且研磨试验伴捻发音患者的斜矢状位超声图像，在第 1 掌骨和大多角骨的基底部均可看到明显的骨赘（O）。*：关节脂肪垫

表 7.1 超声检查可明确的诊断

病变	超声表现
滑膜积液	关节腔内的异常低 – 无回声，可移动，可压缩，但无血流信号
滑膜增厚	关节腔内的异常实性低回声，不可移动，无可压缩性，可伴有血流信号
骨侵蚀	在两个相互垂直的切面上均可见骨皮质连续性中断

（引自 Wakefield RJ, Balint PV, Szkudlarek M, et al. Muscuoskeletal ultrasound including definitions for ultrasonographic pathology. J Rheumatol,2005, 32（12）：2485-2487.）

超声引导下注射

长轴

- 患者应仰卧（以防止发生血管迷走反应时跌倒），手呈自然中立位，掌心向下（图7.12）。
- 探头应放在与超声检查相同的位置。在大多数情况下，沿探头的长轴（平面）以大约30°进针可得到最佳的超声图像。

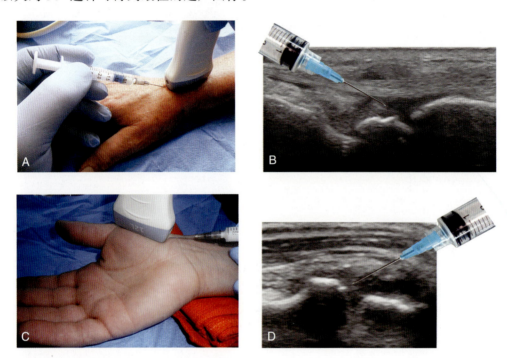

图7.12 桡腕关节与第1腕掌关节的超声引导下注射。沿探头的长轴（平面）约30°进针

第 III 部分

前臂和肘部

第 8 章　前臂和肘部的神经检查
第 9 章　肱骨外上髁炎的检查
第 10 章　副韧带的检查
第 11 章　肱二头肌肌腱远端的检查

第 8 章　前臂和肘部的神经检查

David S. Mills , Eric R. Helm

旋前圆肌综合征的检查

体位摆放和探头选择

- 患者坐在操作者旁边，前臂旋后放在桌子上（图 8.1）。
- 肘部稍微弯曲保持舒适。
- 使用标准的线阵探头或更窄一些的探头。

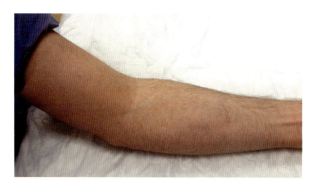

图 8.1　左前臂旋后，肘稍弯曲

二、体表标志

应注意以下体表标志（图 8.2）：

- 肱骨内上髁（ME）。
- 肱二头肌肌腱（BiT）。
- 旋前圆肌（PT）。
- 桡侧腕屈肌（FCR）。
- 肱桡肌（Br）。

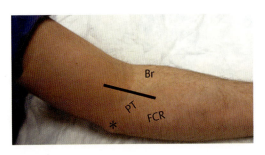

图 8.2 前臂和肘部的表面解剖：肱骨内上髁（*），肱二头肌肌腱（黑线），肱桡肌（Br），旋前圆肌（PT）和桡侧腕屈肌（FCR）

探头放置

- 前臂轻微旋后使肱桡肌向外侧拉开一点，以进一步暴露旋前圆肌，并将它与桡侧腕屈肌分开。
- 将探头放置于与前臂长轴成 90° 的位置（图 8.3）。
- 将探头放置在肱骨内上髁和肱二头肌肌腱之间。
- 正中神经在肱动脉内侧。
- 让患者前臂轻微旋前，然后屈曲手腕来比对和确定旋前圆肌及桡侧腕屈肌的位置。

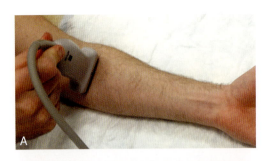

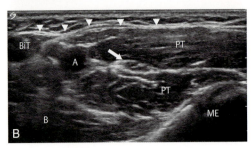

图 8.3 左前臂。A. 探头与前臂长轴成 90°，位于肱骨内上髁（ME）和肱二头肌肌腱（BiT）之间。B. 短轴视图。箭头表示正中神经；三角表示肱二头肌腱膜。A：肱动脉；B：肱肌；PT：旋前圆肌（视频 8.1）

正常解剖

图 8.4 显示正中神经通过肘部和前臂的正常解剖结构：

- 肱骨内上髁（ME）。
- Struthers 韧带。
- 旋前圆肌（PT）。
- 肱二头肌腱膜。
- 肱动脉。
- 正中神经。
- 指浅屈肌弓（浅弓）。

病理解剖

- 正中神经在旋前圆肌的浅层和深层之间被卡住。
- 正中神经在肱二头肌腱膜下被卡住。
- 正中神经在指浅屈肌下被卡住（指浅屈肌弓）。
- 正中神经在异常 Struthers 韧带的近端被卡住。

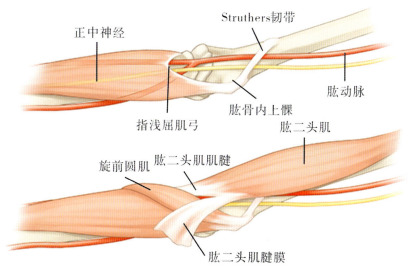

图 8.4　正中神经通过肘和前臂时的正常解剖结构

超声引导下注射

- 使用 12MHz 线阵探头进行注射引导。
- 需要较浅的注射角度。

- 平面内进针。
- 入路选择从内到外。
- 使用 25 号 1.5in 的针头，将 1% 利多卡因 1mL 与 40mg/mL 甲泼尼龙 1mL 混合液注射至正中神经周围的筋膜内（图 8.5）。
- 必须避开肱动脉和肱二头肌肌腱。

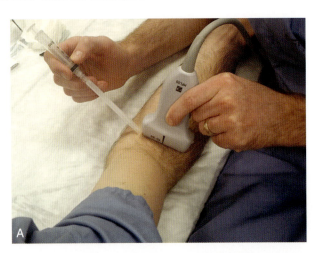

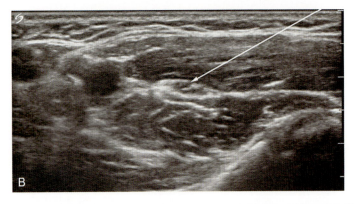

图 8.5　A. 从内到外的平面内入路。B. 短轴切面视图。注射至正中神经周围的筋膜内（箭头）。必须避开肱动脉

桡管综合征的检查

体位摆放和探头选择

- 患者坐在检查者旁，前臂内旋放在桌面上（图 8.6）。
- 肘部略微屈曲约 20°。
- 使用标准线阵探头或更窄的探头。

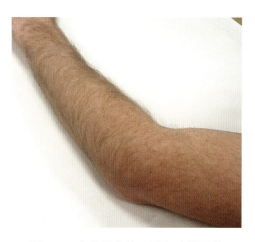

图 8.6　左前臂内旋，肘部略微屈曲

体表标志

应注意以下体表标志（图 8.7）：

- 肱骨外上髁（LE）。
- 桡骨头（RH）；通过前臂旋后和旋前来确定其位置。
- 伸肌总腱（CET）。
- 肱桡肌（Br）。

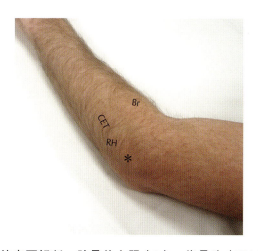

图 8.7　肘部和前臂的表面解剖：肱骨外上髁（*），桡骨头（RH），肱桡肌（Br）和伸肌总腱（CET）

探头放置

- 探头与前臂长轴成 90°（图 8.8）。

- 探头放置在肱骨外上髁上并纵向向远端移动。
- 探头垂直于检查平面。

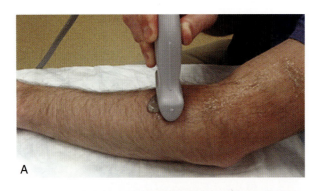

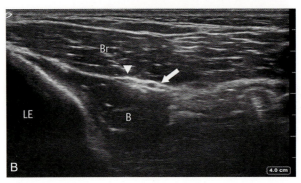

图 8.8　A.探头与前臂的长轴成 90°，位于肱骨外上髁（LE）的纵向远端。B.肱骨外上髁平面的短轴视图；桡神经深支用三角表示；桡神经浅支用箭头表示。B：肱肌；Br：肱桡肌（视频 8.2）

正常解剖

图 8.9 显示了桡神经穿过肘部和前臂的正常解剖结构：
- 肱骨外上髁（LE）。
- 桡骨头（RH）。
- 伸肌总腱（CET）。
- 肱桡肌（Br）。
- 旋后肌。
- Frohse 弓。
- 桡神经（深支和浅支）。
- 骨间后神经（由桡神经深支穿过旋后肌形成）。
- 桡动脉。

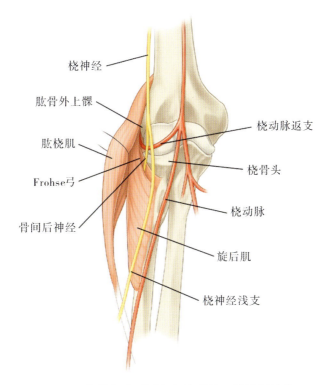

图 8.9 桡神经穿过肘部和前臂的正常解剖结构

病理解剖

- Frohse 弓下方的骨间后神经被卡住。
- 旋后肌浅头和深头之间的骨间后神经被卡住。
- 桡神经深支被桡动脉返支卡住。
- Frohse 弓近端的桡神经肿胀、回声减低。

超声引导下注射

- 使用 12MHz 线阵探头进行注射引导。
- 需要较浅的注射角度。
- 平面内进针。
- 入路从外向内。
- 使用 25 号 1.5in 的针头,将 1% 利多卡因 1mL 和 40mg/mL 甲泼尼龙 1mL 注射至骨间后神经周围的筋膜内(图 8.10)。
- 必须避开桡神经和桡动脉。

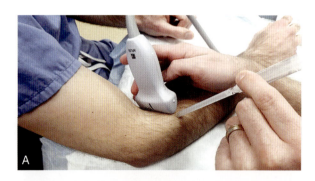

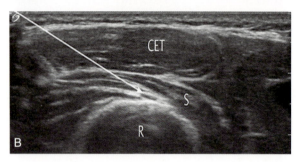

图 8.10　A. 平面内从外向内进针。B. 短轴视图。注射至骨间后神经周围的筋膜内（箭头）。CET：伸肌总腱；R：桡骨；S：旋后肌

肘管综合征的检查

体位摆放和探头选择

- 患者取仰卧位。
- 肩部外展 90°~120° 并向外旋转（图 8.11）。
- 肘部固定在 90° 位置。
- 前臂旋后（掌心向上）。

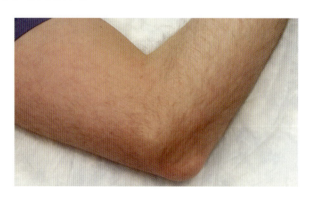

图 8.11　肩部外展，肘屈曲，前臂处于旋后位置

- 内上髁和鹰嘴应充分暴露以便于检查。避免肘部过于屈曲,因为有一部分人的尺神经会因肘关节屈曲而从尺骨沟中脱出。
- 使用标准线阵探头或更窄的探头。

体表标志

应注意以下体表标志(图 8.12):

- 肱骨内上髁(ME)。
- 尺骨鹰嘴。
- 尺侧腕屈肌(FCU)的肱骨头和尺骨头。
- 正中神经。

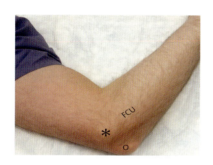

图 8.12　肘部和前臂的表面解剖:肱骨内上髁(*)、尺骨鹰嘴(O)和尺侧腕屈肌(FCU)(视频 8.3)

探头放置

- 将探头沿短轴放置,同时触及肱骨内上髁和尺骨鹰嘴(图 8.13)。
- 尺神经位于肱骨内上髁和尺骨鹰嘴之间的沟槽中。
- 探头向远端移动,可见尺侧腕屈肌的肱骨头和尺骨头逐渐进入视野。

正常解剖

图 8.14 显示了尺神经穿过肘部和前臂的正常解剖结构:

- 肱骨内上髁(ME)。
- 尺骨鹰嘴。
- 尺侧腕屈肌的肱骨头和尺骨头。
- 肱骨 – 尺骨腱膜(肘管)。
- 尺神经。

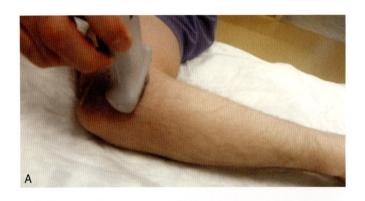

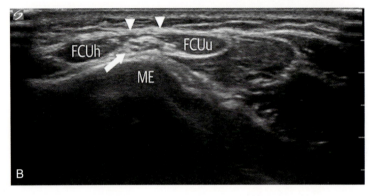

图 8.13　左前臂。A. 探头与前臂的长轴成 90°，肱骨内上髁（ME）和尺骨鹰嘴远端。B. 短轴视图。三角为尺神经；箭头为肱–尺腱膜。FCUh：尺侧腕屈肌的肱骨头；FCUu：尺侧腕屈肌的尺骨头

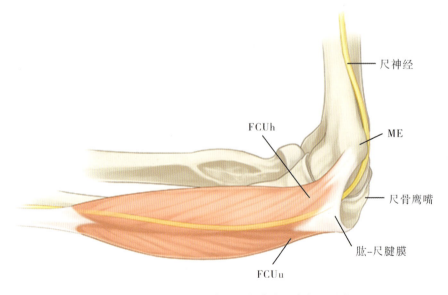

图 8.14　尺骨神经穿过肘部和前臂的正常解剖结构

病理解剖

- 尺神经在肘管下方和（或）尺侧腕屈肌的两个头之间被卡住。
- 尺神经被异常的滑车上肘肌卡住。
- 尺神经被卡在肱骨内上髁和尺骨鹰嘴之间异常密集的纤维带下面。
- 肘管附近的尺神经低回声肿胀或横截面积增加超过 $9mm^2$。

超声引导下注射

- 使用 12MHz 线阵探头进行注射引导。
- 需要较浅的注射角度。
- 平面内进针。
- 入路从内向外。
- 使用 25 号 1.5in 的针头，将 1% 利多卡因 1mL 和 40mg/mL 甲泼尼龙 1mL 注射至尺神经周围的筋膜内（图 8.15）。

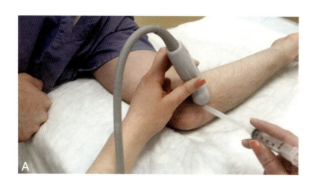

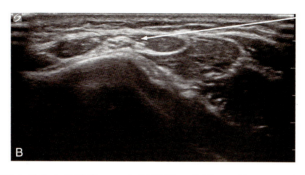

图 8.10　A. 平面内从内向外进针。B. 短轴视图。注射至尺神经周围的筋膜内（箭头）

第 9 章 肱骨外上髁炎的检查

John R. Fowler Jr.

体位摆放和探头选择

- 患者坐位,面向操作者,将肘部放在检查桌上(图 9.1)。
- 前臂旋前,肘关节屈曲呈 90°,可以采用局部麻醉以减轻疼痛。
- 使用标准线阵探头或更窄的探头。大探头视野更宽阔但需要更大的注射角度。

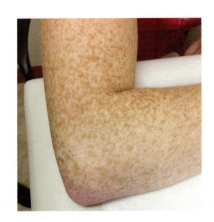

图 9.1 肘部弯曲 90°,前臂旋前

体表标志

注意以下体表标志(图 9.2):

- 肱骨外上髁。
- 桡骨头:可以通过前臂旋前、旋后来确定桡骨头的位置。
- 桡侧腕短伸肌(ECRB)止点:位于肱骨外上髁近端靠前一点的位置。

第 9 章 肱骨外上髁炎的检查 69

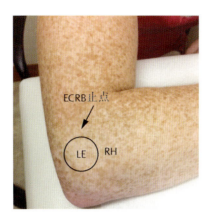

图 9.2 肱骨外上髁（LE）和桡骨头（RH）可通过触诊确定（可被触及）。ECRB：桡侧腕短伸肌

探头放置

短轴

- 探头与前臂长轴成 90°。
- 探头以肱骨外上髁为中心并稍向前移动一点儿距离（图 9.3）。
- 探头应垂直于检查平面。

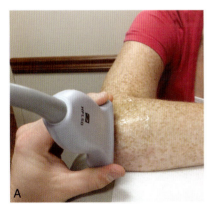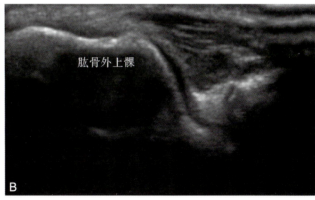

图 9.3 A. 探头与前臂长轴成 90°。B. 肱骨外上髁即可见

长轴

- 探头与前臂长轴平行。
- 探头放置在肱骨外上髁正上方，并稍向前移动（图 9.4）。
- 探头应垂直于检查平面。

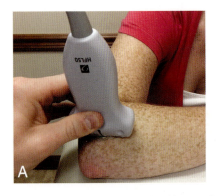 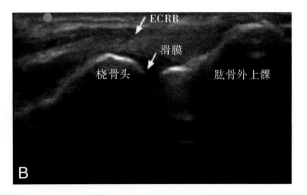

图 9.4　A. 探头应与前臂长轴平行放置。B. 找到桡骨头、肱骨外上髁和滑膜。ECRB：桡侧腕短伸肌

正常解剖

图 9.5 显示了肱骨外上髁周围的正常解剖结构：

- ECRB 止点。
- 桡侧腕长伸肌（ECRL）。
- 指总伸肌（EDC）。
- 外侧尺副韧带（LUCL）。
- 桡骨头。
- 肱骨外上髁。

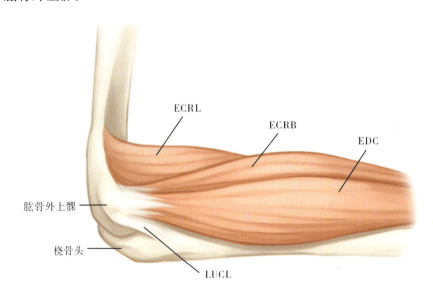

图 9.5　指伸肌止点位于肱骨外上髁

病理解剖

- 伸肌总腱的回声明显降低（图9.6）。
- 提示肌腱退行性变和伸肌总腱撕裂。

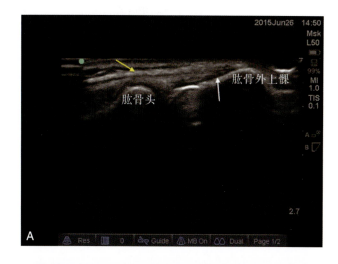

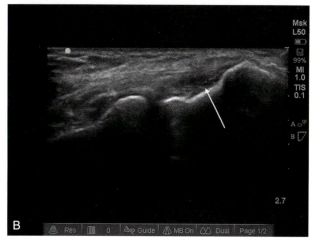

图9.6　A.指总伸肌止点处低回声明显增强（白色箭头）。黄色箭头所示为指总伸肌。B.伸肌总腱的局部撕裂（白色箭头）

超声引导下注射

- 长轴位（纵向）注射（视频9.1）。
- 根据探头的大小，必须要用较浅的注射角度。
- 注射时针身应与探头平行（图9.7）。
- 注射针要进入低回声区域。

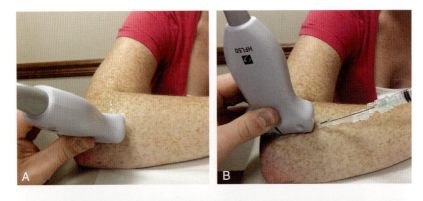

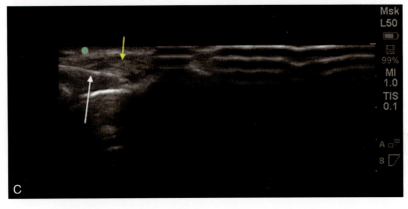

图9.7　A.长轴进针,针身与探头平行。将针刺入低回声区。B.注射。C.白色箭头所指为针。黄色箭头所指为伸肌总腱

第 10 章 副韧带的检查

Andrew C. Cordle

尺侧副韧带

体位摆放和探头选择

- 患者取坐位,将手臂放在与操作者之间的检查桌上(图 10.1)。
- 桌面应垫毛巾或布单让患者更加舒适。
- 肘部轻度屈曲,上臂外旋,暴露肘关节内侧。
- 使用高频(12MHz~15MHz)线阵探头进行检查。可以根据需要使用高频小型超声探头(曲棍球棒形)。

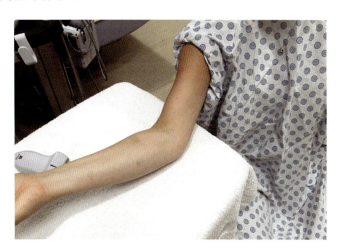

图 10.1 尺侧副韧带检查。患者将手臂放在检查台上,肘关节轻度屈曲,上臂外旋,暴露肘关节内侧

体表标志

标记肱骨内上髁（图10.2）：

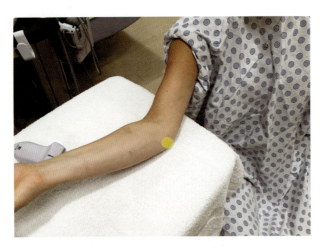

图10.2　尺侧副韧带检查的体表定位：黄色圆点处为肱骨内上髁

探头放置

- 肱骨内上髁位置可通过手的触诊确定。
- 将探头近端置于肱骨内上髁（图10.3A）。
- 将探头近端固定于肱骨内上髁，远端旋转，直至与前臂长轴平行。
- 保持探头方向，探头在背侧和腹侧来回移动，直到发现尺侧副韧带。
- 整个尺侧副韧带，从肱骨附着点到尺骨附着点，可呈现在一个图像中（图10.3B）。
- 尺侧副韧带表现为束状高回声。
- 在尺侧副韧带的浅面可以看到屈肌总腱和旋前圆肌肌腱。
- 必要时也可在短轴上观察尺侧副韧带。

图10.3B 和 C 显示了15MHz的线阵探头和18MHz的曲棍球棒形探头成像的差别，18MHz的曲棍球棒形探头分辨率提高，但是视野变小，穿透深度则变浅。

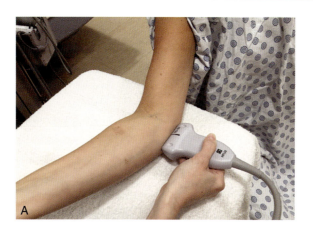

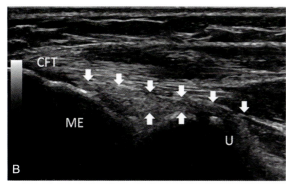 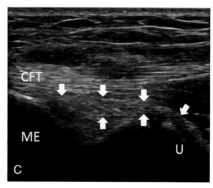

图 10.3 A. 尺侧副韧带检查的探头位置。B.15MHz 线阵探头检查尺侧副韧带所获得的纵（长）轴切面图像（箭头所指）。尺侧副韧带位于屈肌总腱（CFT）深面，起自肱骨内上髁（ME），止于尺骨结节（U）。C.18MHz 曲棍球棒形探头检查获得的尺侧副韧带长轴切面图像（箭头所示），第二张图在分辨率上稍有提高，但视野范围更小，组织穿透深度降低

正常解剖

- 尺侧副韧带由 3 束组成：前束、后束和斜束。
- 前束起自肱骨内上髁，止于尺骨结节，在肘外翻稳定肘关节中发挥最重要的作用（图 10.4）。
- 近端起点较宽，纤维束呈扇形排列，请注意不要将此误认为病理表现。
- 尺骨结节处的远端止点距离关节边缘最多 3mm。超过 3mm 可认为是病理性的。

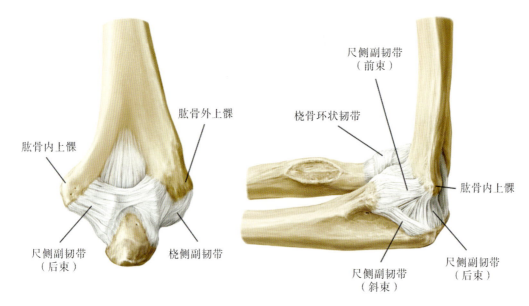

图 10.4　尺侧副韧带

病理解剖

- 尺侧副韧带部分层厚撕裂表现为回声不均，纤维排列模式丧失。韧带损害部位也可以表现为低回声区。
- 尺侧副韧带全层厚撕裂的特点是韧带有完整的缺口被等回声信号（液体或出血）填充。
- 尺侧副韧带慢性损伤可以仅表现为韧带松弛而没有撕裂，动态检查可提高损伤程度检查的可信度。
- 检查者将患者的肘关节屈曲约30°，由助手在肘关节处施加一个外翻的压力，观察肘关节的稳定性（图10.5；视频10.1）。
- 在加压和不加压的情况下获取内侧肱尺关节及尺侧副韧带的图像。
- 尺侧副韧带全层厚撕裂，可见纤维束裂口。
- 肘关节处也应在加压和不加压的情况下检查。关节间隙增宽 > 1mm 即被认为是病理表现。
- 与对侧进行对比检查。
- 值得注意的是，无症状的职业棒球投手，其投球手臂相较对侧手臂，常有不对称的关节间隙增宽。优势手臂的关节间隙增宽可能 > 1mm。

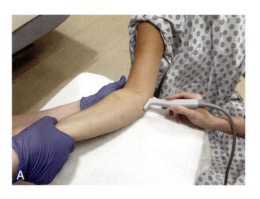

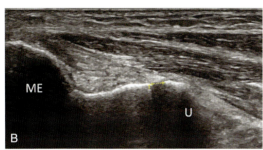
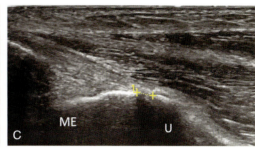

图 10.5　A. 患者的体位和尺侧副韧带的动态扫描。患者的肘关节屈曲约 30°，助手对肘部施加压力使其外翻，超声可以动态观察尺侧副韧带及其下的肱尺关节。B、C. 分别为肘关节无外翻、外翻时长轴图像显示尺侧副韧带和肱尺关节间隙。健康的无症状者无明显的关节间隙变宽（无压力距离为 1.6mm，压力距离为 2.3mm）。ME：肱骨内上髁，U：尺骨

超声引导下注射

- 肘关节微屈放置，上臂外旋，暴露肘内侧面（图 10.6A）。
- 使用高频（12MHz~15MHz）线阵探头或频率更高的探头（曲棍球棒形）。
- 在长轴方向进行尺侧副韧带注射引导。
- 识别相邻神经血管结构，避免注射时损伤。
- 根据临床情况选择韧带内或韧带周围注射。
- 对患者完成消毒麻醉后，在超声引导下采用平面内进针，由远向近，直到靶点（图 10.6B）。
- 整个注射过程中必须关注针道显像，避免损伤邻近组织。

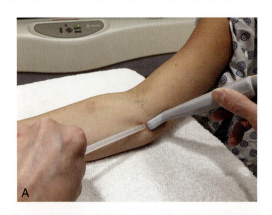

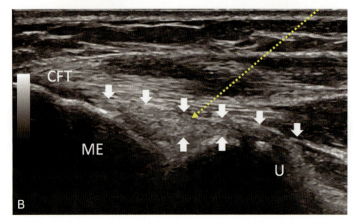

图 10.6　尺侧副韧带注射。A. 患者体位，探头放置以及进针部位。B. 尺侧副韧带长轴切面图（白色箭头）及计划针道（黄色虚线箭头）。CFT：屈肌总腱；ME：肱骨内上髁；U：尺骨

桡侧副韧带复合体

体位摆放和探头选择

- 患者取坐位，手臂放在操作者和患者之间。
- 桌面应垫毛巾或布单使患者更加舒适。
- 肘部微屈，上臂内旋以暴露肘部外侧面（图 10.7A）。
- 患者也可以采取"眼镜蛇"姿势（肘关节最大程度屈曲，上臂保持中立位，前臂旋前）以检查环状韧带和尺侧副韧带斜束（图 10.7B）。
- 使用高频（12MHz~15MHz）线阵探头进行检查。可以根据需要使用高频小型超声探头（曲棍球棒形）。

体表标志

标记桡骨头(图 10.8)。

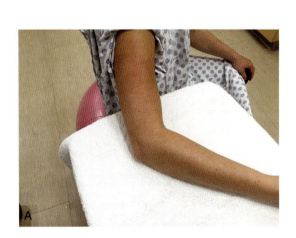
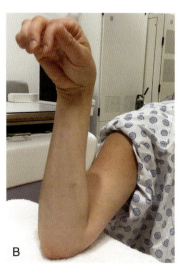

图 10.7　患者摆好体位准备进行桡侧副韧带复合体检查。A. 患者将手臂置于检查台上,肘微屈,上臂内旋,暴露肘外侧。B. "眼镜蛇"姿势可以用来检查环状韧带和尺侧副韧带斜束

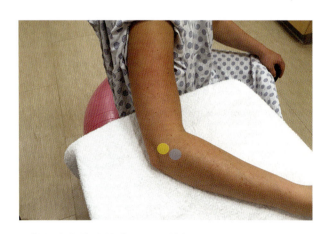

图 10.8　桡侧副韧带复合体检查体表定位。黄色圆点标记肱骨外上髁,蓝色圆点标记桡骨头

探头放置

长轴

- 将探头放置在肘外侧桡骨头平面。
- 探头应与前臂长轴平行（图 10.9A）。
- 识别桡骨头并逐渐进行扫描直至看到肱骨外上髁。
- 桡侧副韧带在伸肌总腱的深面（图 10.9B）。
- 整个桡侧副韧带起自肱骨外上髁，止于桡骨头。
- 韧带相对高回声，呈束状排列。
- 在桡骨头水平可发现环状韧带。
- 桡侧副韧带远端与环状韧带融合。
- 如前所述，伸肌总腱在桡侧副韧带浅面。

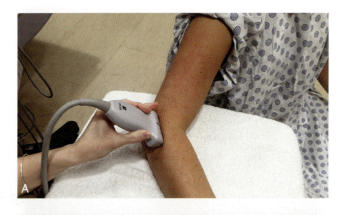

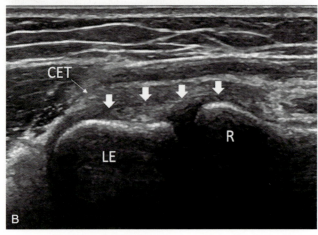

图 10.9　A.探头长轴位放置以检查桡侧副韧带。B.桡侧副韧带长轴切面图像（箭头所示）。CET：伸肌总腱；LE：肱骨外上髁；R：桡骨

"眼镜蛇"姿势

- 采取"眼镜蛇"姿势,长轴位可检查环状韧带(图 10.10)。
- 环状韧带纤维环形包绕桡骨头止于尺骨。

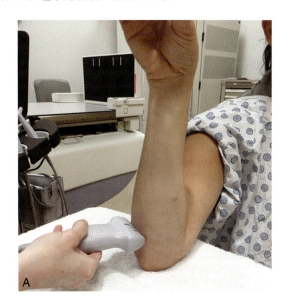

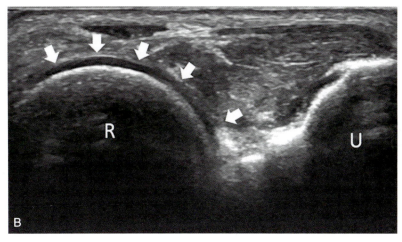

图 10.10 A."眼镜蛇"姿势和探头长轴位放置以检查环状韧带。B.环状韧带长轴位检查(箭头所示)。R:桡骨;U:尺骨

斜轴

- 探头旋转至肱骨外上髁与尺骨连线方向。在这个平面可以看到尺侧副韧带斜束（图 10.11）。
- 如有需要也可在短轴检查桡侧副韧带复合体。

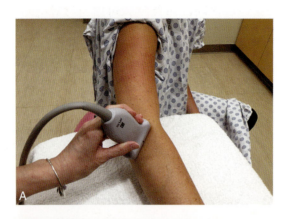

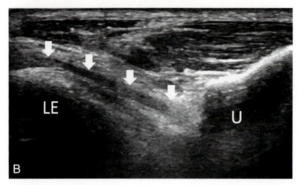

图 10.11　A. 斜轴位检查尺侧副韧带斜束。B. 长轴位检查尺侧副韧带斜束（白色箭头）。LE：肱骨外上髁；U：尺骨

正常解剖

- 正常解剖包括桡侧副韧带、环状韧带和尺侧副韧带斜束（图 10.12）。
- 桡侧副韧带起自肱骨外上髁，与环状韧带纤维一起止于桡骨头水平。
- 环状韧带环绕桡骨头，止于邻近的尺骨。
- 尺侧副韧带斜束与桡侧副韧带起自同一部位。尺侧副韧带斜束在桡骨头后侧走行止于尺骨的旋后肌嵴。
- 尺侧副韧带斜束抵抗内翻应力，防止前臂向后外侧旋转时发生不稳。

病理解剖

- 桡侧副韧带部分层厚损伤和全层厚损伤可通过影像学鉴别，表现同本章前文描述的尺侧副韧带损伤一致。
- 为了增加损伤严重程度诊断的可信度，可以通过对桡侧副韧带施加内翻的应力来动态检查。

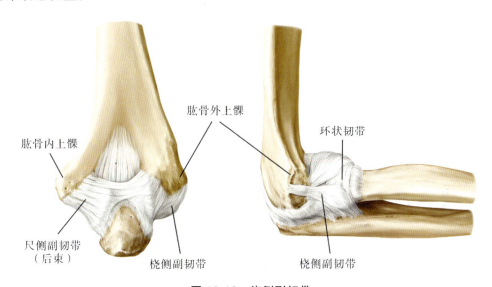

图 10.12　桡侧副韧带

超声引导下注射

- 肘关节微屈放置，上臂内旋，暴露肘外侧面（图 10.13A）。
- 使用高频（12MHz~15MHz）线阵探头或频率更高的小型探头（曲棍球棒形）。
- 应在长轴识别桡侧副韧带复合体注射部位（在长轴方向进行桡侧副韧带注射引导）。
- 识别相邻的神经血管结构，避免注射时损伤。
- 根据临床情况选择韧带内或韧带周围注射。
- 对患者完成消毒麻醉后，在超声引导下平面内进针，由远向近，直到靶点（图 10.13B）。
- 整个注射过程必须关注针道显像，避免损伤邻近组织。

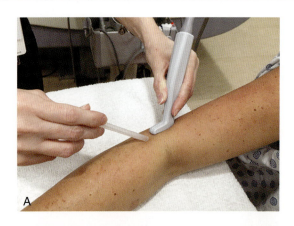

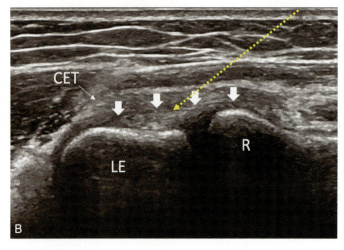

图 10.13　桡侧副韧带复合体注射。A. 患者体位、探头摆放和进针部位。B. 桡侧副韧带长轴切面图像（白色箭头所示），进针方向（黄色虚线箭头所示）。CET：伸肌总腱；LE：肱骨外上髁；R：桡骨

第 11 章 肱二头肌肌腱远端的检查

Andrew C. Cordle

前路检查

体位摆放和探头选择

- 患者取坐位,将手臂放在检查台上(图 11.1)。
- 桌面应垫毛巾或布单使患者更加舒适。
- 患者的前臂置于检查台上,肘部伸展。
- 采用高频(12MHz~15MHz)线阵探头进行检查,也可应用高频小型超声探头(曲棍球棒形)。

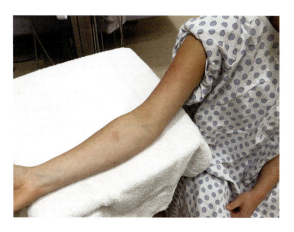

图 11.1　肱二头肌肌腱远端的前路检查。将患者的前臂旋后置于检查台上,伸肘位

体表标志

体表标志如图 11.2。
- 内上髁。
- 肱动脉。
- 肱二头肌肌腱远端。

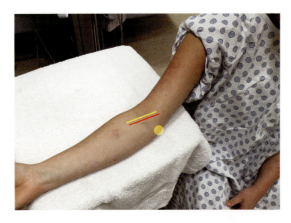

图 11.2　肱二头肌肌腱前方检查的体表标志。黄色圆圈所在区域为肱骨外上髁，红线处为肱动脉，黄线处为远端肱二头肌肌腱

探头放置

短轴

- 探头与前臂长轴垂直，置于上臂远端腹侧（图 11.3）。
- 此平面可以看到覆盖在肱肌表面的肱二头肌（图 11.4A）。
- 保持探头方向不变，继续向远端扫查，可以发现肱二头肌肌腱位于血管神经束的外侧（图 11.4B）。
- 肌腱呈相对高回声的纤维形态。
- 可以通过超声的各向异性特性来识别肱二头肌肌腱，探头进行头尾方向调整（头端抬起，尾端下压；尾端抬起，头端下压），可以看到肌腱的回声在高回声与低回声之间变化。

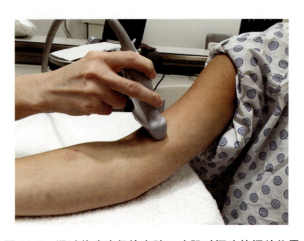

图 11.3　通过前路途径检查肱二头肌时探头的摆放位置

- 继续向远端扫查，直至肌腱在桡骨粗隆的止点肱二头肌处。肱二头肌肌腱向深部走行，成斜行状态，扫查时探头头端略抬起，保持探头声束与肱二头肌肌腱垂直（图 11.4C~F）。
- 肱二头肌腱腱膜是从肱二头肌肌腱一直延伸到前臂内侧浅筋膜的高回声带（图 11.4B）。

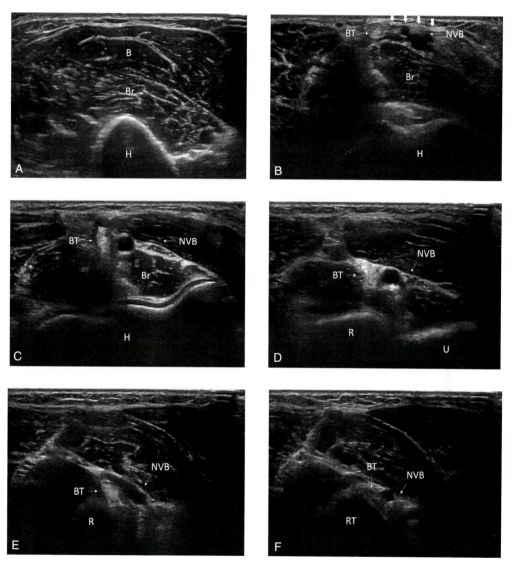

图 11.4 A~F. 通过前路检查对肱二头肌肌腱进行横断面扫查，本系列图片由近向远显示了肱二头肌肌腱。宽箭头：肱二头肌腱腱膜；B：肱二头肌；Br：肱肌；BT：肱二头肌肌腱；H：肱骨；NVB：神经血管束；R：桡骨；RT：桡骨粗隆

长轴

- 将探头放置在与上臂平行的肘窝腹侧（图 11.5）。
- 必要时使用彩色多普勒帮助找到肱动脉的位置。
- 探头由肱动脉处向外侧移动，直到找到肱二头肌肌腱（图 11.6A）。
- 或者先在短轴上找到肱二头肌肌腱，将图像移到屏幕中央，再将探头旋转 90°，使探头长轴与肌腱长轴平行。
- 在长轴上，肌腱的近端可见肌肉－肌腱结合处。
- 向远端扫查，肱二头肌腱止于桡骨粗隆处（图 11.6B~D）。
- 采用宽景成像技术，在长轴上可以完整地看到肱二头肌肌腱从肌肉－肌腱结合处开始，最后止于桡骨粗隆（图 11.6E）。

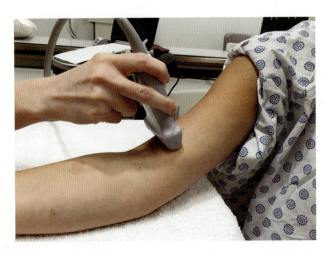

图 11.5　前路检查中肱二头肌肌腱长轴的探头摆放位置

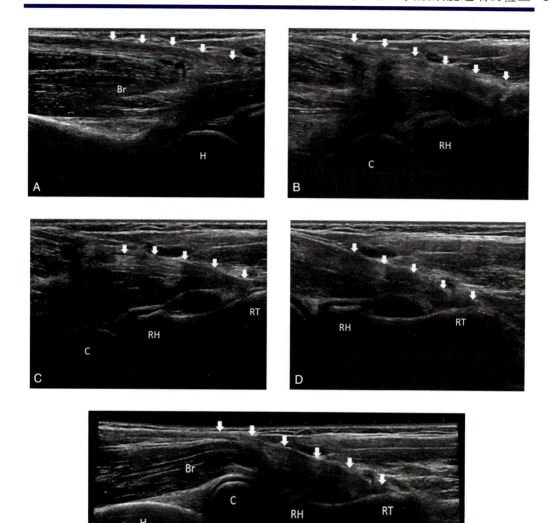

图 11.6　肱二头肌肌腱的长轴检查（白色箭头），采用前路检查。A~D.肱二头肌肌腱远端的系列超声影像。E.清晰可见的肱二头肌肌腱超声图像。Br：肱肌；C：肱骨小头；H：肱骨；RH：桡骨小头；RT：桡骨粗隆

外侧检查

体位摆放和探头选择

- 患者取坐位，将手臂放置在检查桌上（图 11.7）。
- 桌面应铺毛巾或布单使患者更加舒适。
- 患者曲肘 90°，掌心向上，前臂内侧面置于检查台上。

- 采用高频（12MHz~15MHz）线阵超声探头进行检查，也可应用高频小型超声探头（曲棍球棒形）。

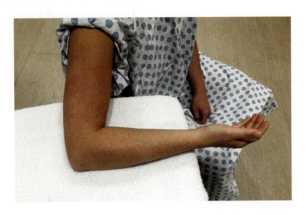

图11.7 通过外侧入路对肱二头肌肌腱远端进行检查。患者将上臂置于检查台上，曲肘，掌心向上。肘关节内侧贴于桌面，充分暴露外侧

体表标志

- 肱骨外上髁（图11.8）。
- 桡骨头。
- 远端肱二头肌肌腱。

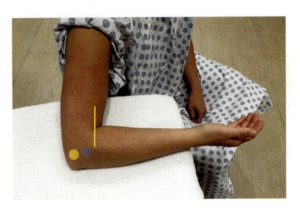

图11.8 肱二头肌肌腱远端的体表标志。黄圈区域：肱骨外上髁；蓝圈区域：为桡骨小头；蓝线：肱二头肌肌腱远端

探头放置

- 将探头放置在上臂外侧,在肘部探头方向平行于上臂长轴方向(图 11.9)。
- 找到桡骨头,并由此向桡骨远端移动直至看到桡骨粗隆处的肱二头肌肌腱(由于弯肘的缘故,探头需要向前臂腹侧移动)。
- 肱二头肌肌腱远端止于桡骨深面,因此在扫查过程中部分肌腱会被桡骨影遮挡(图 11.10)。
- 向近端追踪,可以追踪到肌肉-肌腱结合处。
- 动态扫查(前臂做旋前、旋后的动作)可用于进一步评估肱二头肌肌腱的远端部分(视频 11.1)。
- 也可以在短轴上观察肌腱的形态。

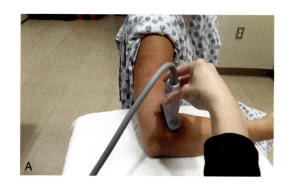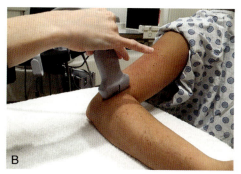

图 11.9　A、B. 外侧检查,将探头纵向放置在肱二头肌表面

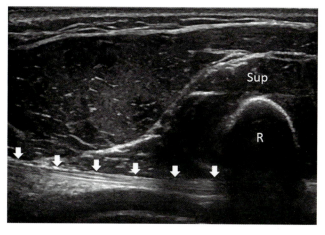

图 11.10　通过外侧入路方法纵向检查肱二头肌肌腱(箭头),在桡骨(R)表面可以看到止于深处的肱二头肌肌腱。Sup:旋后肌

内侧检查

体位摆放和探头选择

- 患者取坐位，将手臂放置在检查桌上（图 11.11）。
- 桌面可铺毛巾或布单使患者更加舒适。
- 患者曲肘 90°，掌心向上，肘后外侧置于检查台上，前臂外旋，充分暴露肘内侧。
- 采用高频（12MHz~15MHz）线性探头进行检查，也可应用高频小型超声探头（曲棍球棒形）。

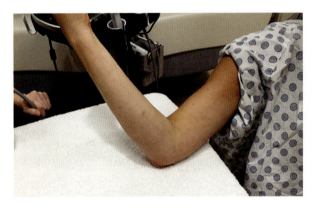

图 11.11　内侧入路检查肱二头肌肌腱，患者将手臂放置在检查台上，曲肘，掌心向上，前臂外旋充分暴露肘内侧

体表标志

体表标志见图 11.12 所示。
- 肱骨内上髁。
- 肱动脉。
- 肱二头肌肌腱。

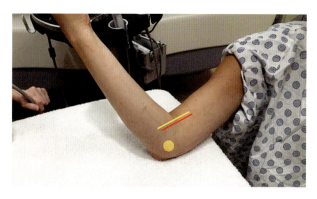

图 11.12 检查肱二头肌肌腱的体表标志。黄圈：肱骨内上髁；黄线：肱二头肌远端肌腱；红线：肱动脉

探头放置

长轴

- 将探头放置在上肢内侧面肘部，平行于上臂长轴（图 11.13）。
- 找到桡骨头，并由此向桡骨远端移动直至见到桡骨粗隆处的肱二头肌肌腱（由于屈肘的缘故，探头需要向前臂腹侧移动）。
- 可见远端肌腱深入走行至桡骨表面（图 11.14）。
- 肱二头肌肌腱可以向近端追踪至肌肉 – 肌腱结合处。
- 动态扫查（前臂做旋前、旋后的动作）可用于更进一步检查走行于桡骨下的远端肌腱（视频 11.2）。
- 也可以在短轴上观察肌腱的形态。

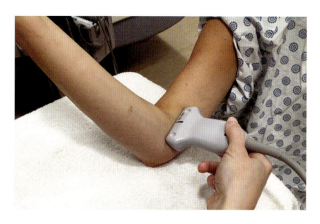

图 11.13 通过内侧入路在纵轴上观察远端肱二头肌肌腱的形态

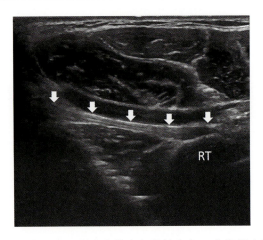

图 11.14 内侧入路观察肱二头肌肌腱（箭头）长轴走行，在桡骨表面可见插入其中的肱二头肌肌腱远端。RT：桡骨粗隆

后路检查

体位摆放与探头选择

- 患者取坐位，将手臂放置在检查桌上。
- 桌面可铺毛巾或布单使患者更加舒适。
- 手臂可做"眼镜蛇"姿势（屈肘超过90°，前臂内旋，掌心向下），肘后方置于检查台上。上臂处于中立位，前臂垂直于桌面（图11.15）。
- 采用高频（12~15MHz）线阵超声探头进行检查，也可应用高频小型超声探头（曲棍球棒形）。

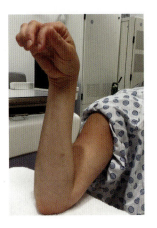

图 11.5 患者通过后入路方法检查肱二头肌肌腱，患者上肢摆成"眼镜蛇"姿势（屈肘，前臂内旋），上臂呈中立位，前臂垂直于桌面

体表标志

体表标志如图 11.16 所示。
- 尺骨鹰嘴。
- 桡骨头。

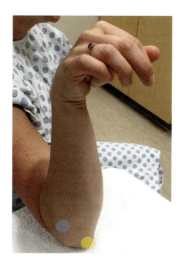

图 11.6　后入路检查法的体表标志。黄圈：尺骨鹰嘴；蓝圈：桡骨头

探头放置

长轴

- 将探头放置在前臂近端的背部表面、尺骨鹰嘴末端。探头方向垂直于前臂长轴（图 11.17）。
- 确认桡骨与尺骨的体表位置。
- 沿肱二头肌肌腱向远端扫查，直至肌腱止于桡骨粗隆部位（图 11.18）。
- 当前臂内旋时，肱二头肌肌腱由深向浅走行，这个方法只能看到肱二头肌肌腱的止点远端。
- 动态扫查可以更好地观察二头肌肌腱止于桡骨粗隆时的形态（视频 11.3）。

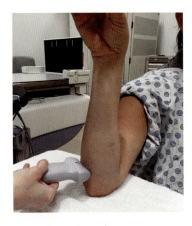

图 11.17　后路入路纵向检查肱二头肌肌腱

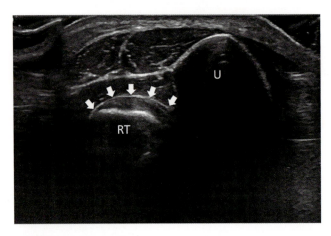

图 11.18　后路入路观察肱二头肌肌腱（箭头），在此体位可以看到止于桡骨粗隆（RT）的肌腱远端位置由深变浅。U：尺骨

正常解剖

- 肱二头肌肌腱位于肱肌表面（图 11.19，图 11.20）。
- 肱二头肌肌腱远端由肌肉 - 肌腱结合处延伸到上臂末端。
- 肱二头肌肌腱远端无腱鞘包绕。
- 肱二头肌与桡骨间存在滑囊，不应误诊为腱鞘炎。
- 肱二头肌肌腱远端分为长和短两个头，分别止于不同部位（图 11.21）。
- 根据患者自身的解剖特点，这两个头可以被分别辨识。
- 肱二头肌长头肌腱止于更近、更深的位置。
- 肱二头肌短头肌腱止于更远、更浅表的位置。
- 肱二头肌肌筋膜从肌腱袖连接处延伸到前臂内侧肌筋膜。

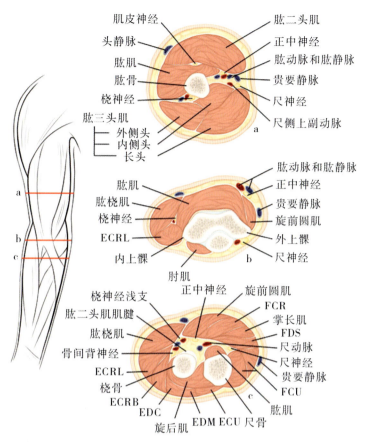

图 11.19 上肢远端、肘关节的横断面解剖，显示肱二头肌肌腱远端及周围相邻组织结构。ECRB：桡侧腕短伸肌；ECRL：桡侧腕长伸肌；ECU：尺侧腕伸肌；RDC：指总伸肌；EDM：小指伸肌；FCR：桡侧腕屈肌；FCU：尺侧腕屈肌；FDS：指浅屈肌

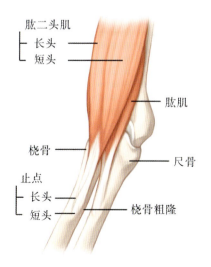

图 11.20 肱二头肌肌腱及其周围组织

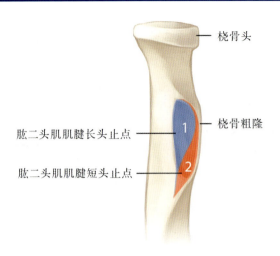

图 11.21　肱二头肌肌腱长头与短头的止点

病理解剖

- 随着年龄的增加，肱二头肌肌腱撕裂的风险逐渐增加。
- 通常在离心收缩时（肘关节伸展时伴主动的肱二头肌收缩），肱二头肌肌腱容易发生撕裂。
- 全层撕裂通常发生在距止点 1~2cm 处。
- 全层撕裂在超声下呈无回声或者低回声，贯穿整个横切面，伴有肌腱的回缩。
- 如果腱膜完整将会降低肌肉回缩的程度。
- 部分层厚撕裂（存在低回声或无回声的缺损，但保留部分肌腱）既可以单独发生在短头或长头，也可以两者同时发生。
- 动态扫查（前臂做旋前或旋后的动作）以及本章所介绍的各种方法均可以用来区分无回缩的全层撕裂与部分层厚撕裂。
- 肌腱病是指肌腱呈低回声的增厚但无局部缺损。
- 下面的这个案例是一个完全性肌腱撕裂。近端肌肉已回缩，在远端肌腱周围填充着回声不均匀的液体，在肱二头肌肌腱远端有一团回声不均匀的团块，是肌腱撕裂后形成的陈旧性血肿（图 11.22）。

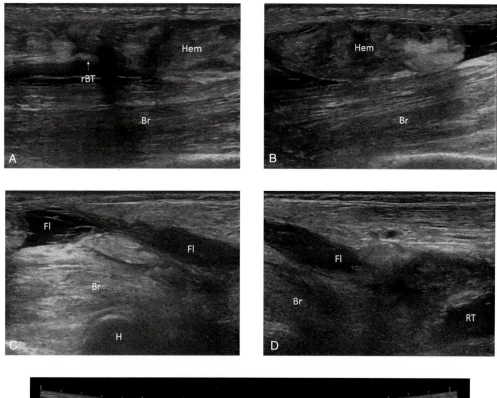

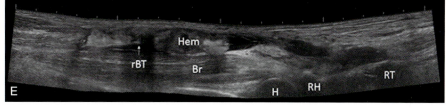

图 11.22 肱二头肌肌腱远端完全性撕裂。A~D. 在上臂远端向肘关节回缩的肱二头肌肌腱（rBT），回声不均匀的液性区聚集在断裂区域，由肌腱回缩部位延伸到桡骨粗隆（RT）。损伤处出现不均匀的高回声肿块，此团块与逐渐形成的血肿（Hem）一致。E. 宽景成像，在长轴上可以看到肌腱撕裂的图像。Br：肱肌；FL：液体；H：肱骨；RH：桡骨头

超声引导下注射

- 超声引导下注射方法较多。
- 最常用的是前入路法和后入路法。

前入路法

- 肘部伸直，前臂旋后平放，掌心向上（图 11.23）。
- 采用高频（12MHz~15MHz）线阵超声探头进行检查，也可应用高频小型超声探头（曲棍球棒形）进行检查。

- 在长轴上确定连接于桡骨粗隆的远端肌腱的位置。
- 确认周围神经和血管的走行及位置,有利于注射针顺利避开这些结构。
- 根据临床实际情况选择注射靶点位于肌腱周还是肌腱内。
- 对患者进行消毒及局部麻醉后,将针头移动到目标进针位置,采取平面内进针。
- 周围血管和神经损伤是该操作技术存在的潜在风险,为了避免该风险,要时刻关注进针位置及方向,时刻关注注射针在超声图像下的走行。

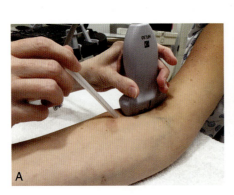 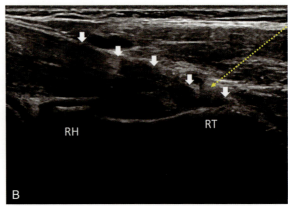

图 11.23 肱二头肌肌腱远端注射治疗的前入路法。A. 患者体位、探头摆放和进针方向。B. 在长轴上可见连接在桡骨粗隆(RT)的肱二头肌肌腱(白色箭头)。黄色箭头:注射针道;RH:桡骨头

后入路法

- 患者的手臂可摆放成眼镜蛇样姿势(屈肘超过90°,前臂内旋,掌心向下),肘后方置于检查台上。上臂处于中立位,前臂垂直于桌面(图11.24)。
- 采用高频(12MHz~15MHz)线阵超声探头进行检查,也可应用高频小型超声探头(曲棍球棒形)进行检查。
- 确定桡骨粗隆附近的肱二头肌肌腱远端的位置。
- 在旋后肌内识别骨间后神经。
- 根据临床实际情况选择将药物注射到肌腱周或者肌腱内。
- 对患者完成消毒和局部麻醉后,将针头(由桡侧向尺侧)移动到目标进针位置,采取平面内进针。

第 11 章 肱二头肌肌腱远端的检查 101

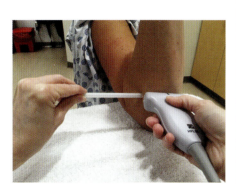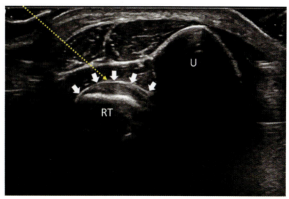

图 11.24 肱二头肌肌腱远端的后入路法。A. 患者体位、探头摆放和进针方向。B. 在长轴上可见连接在桡骨粗隆（RT）的肱二头肌肌腱（白色箭头）。黄色箭头：注射针道；U：尺骨

第 IV 部分 肩部

第 12 章　肩部的检查
第 13 章　超声引导下肩关节注射
第 14 章　粘连性关节囊炎的治疗

第 12 章　肩部的检查

Kevin Kruse

体位摆放

- 患者面对超声仪，坐于可旋转的椅子上。
- 检查者站立于患者身后，以便两人能同时看到超声图像。

正常解剖

肱二头肌肌腱长头和肩胛下肌

- 将探头放置在肩前方，方向与地面平行（图 12.1）。
- 屈肘 90°，肩关节处于中立位。
- 应从肱二头肌肌腱长头远端向近端肌肉 – 肌腱结合处扫查。注意胸大肌肌腱止点就位于肱二头肌肌腱的外侧面。

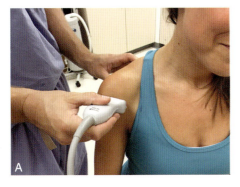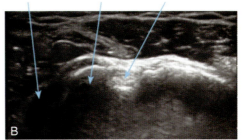

图 12.1　短轴上检查肱二头肌肌腱长头

- 探头继续向内侧移，可以看到肩胛下肌的长轴（图 12.2）。
- 在检查过程中，患者上肢做缓慢外旋动作，以确定肱二头肌肌腱没有向内脱出结节间沟。
- 对肩胛下肌肌腱的近端和远端都要进行检查。
- 在肩胛下肌内侧可见喙突。

- 然后将探头旋转 90°，在大小结节之间观察肱二头肌肌腱的长轴（图 12.3）。
- 探头继续向内侧移动，沿短轴观察肩胛下肌（图 12.4）。

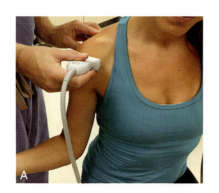

图 12.2　肩胛下肌的长轴视野

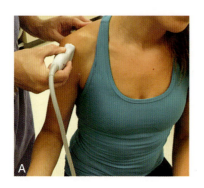

图 12.3　长轴下的肱二头肌肌腱

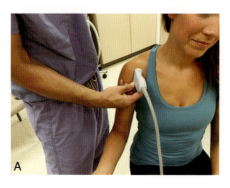
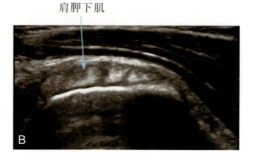

图 12.4　短轴下的肱二头肌肌腱

检查技巧

- 在进行肩关节检查时，首先找到骨性标志（大、小结节，肱骨头和关节盂），然后确认软组织结构。

- 为了快速识别长轴方向上的肱二头肌肌腱，将探头竖起从内向外进行扫查。肱二头肌肌腱位于大、小结节之间。

- 在长轴上扫查到肱二头肌肌腱时，探头应调整方向，由近及远，由内而外探查完整的肌腱结构，因为肌腱在进入盂肱关节前有一段横行的过程。

- 关注肱二头肌肌腱的位置。如果肱二头肌脱位至肩胛下肌肌腱深面，表明肩胛下肌有撕裂；如果脱位至肩胛下肌肌腱表面，则表明肱二头肌内侧滑车发生病变。

- 肌腱周围存在的任何积液均表明存在病变。当肱二头肌腱鞘及肩胛下肌表面出现积液时，很大的可能是发生了肩袖的全层撕裂。

冈上肌与冈下肌

- 患者的手背放置在同侧髂嵴，并使肘部内收。

- 将探头放置在肩前方，探头方向朝向同侧髋关节，有利于前半部分冈上肌肌腱在长轴上充分暴露。

- 将探头缓慢向前移动，直到看到肱二头肌肌腱穿入盂肱关节（图 12.5）。看到二头肌肌腱后，探头应当缓慢向后方移动。

- 随着探头向后方移动，可以看到冈上肌（图 12.6A、B）的后部纤维及冈下肌（图 12.6C、D）。

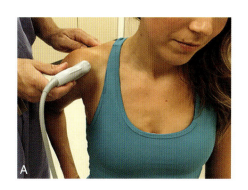 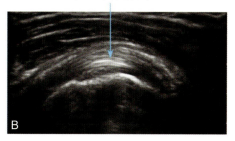

图 12.5　长轴下观察肩袖间隙

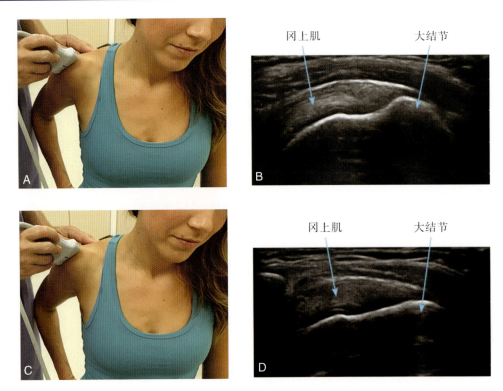

图 12.6　A、B. 冈上肌的长轴超声图像。C、D. 冈下肌的长轴超声图像

- 将探头撤回到冈上肌肌腱前部并旋转 90°（探头朝向对侧髋关节），这样可以清楚地看到冈上肌肌腱的短轴切面，注意在此视野中还可以见到肱二头肌肌腱的短轴切面（图 12.7）。

- 探头向后方移动，可以看到短轴上的冈下肌肌腱（图 12.8）。

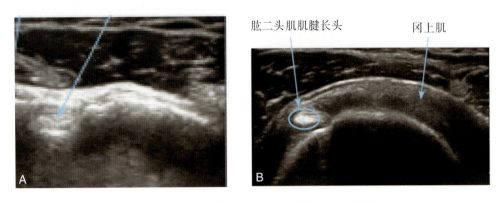

图 12.7　短轴上的冈上肌肌腱及肱二头肌肌腱

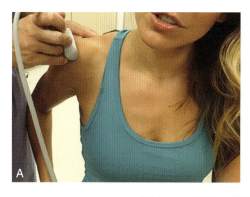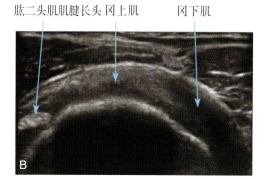

图 12.8　短轴上的冈上肌肌腱和冈下肌肌腱

检查技巧

- 冈上肌肌腱检查时要在长轴及短轴上均显现肱二头肌肌腱,以确保冈上肌肌腱的全面检查。这样也可以保证在前后方向上测量撕裂的大小的准确性。
- 当探头向后方移动观察长轴上的冈上肌肌腱时,注意大结节有一个轻微的变平之处,此处是冈上肌与冈下肌的分界(图 12.9)。
- 在后方观察长轴上的冈下肌肌腱时,由于肱骨头呈球形,探头必须向前倾斜一定的角度以保持与肱骨头的垂直。
- 为了防止各向异性造成的肩袖疾病假阳性,探头可以向侧方微微倾斜,使声束垂直于肩袖肌腱纤维。
- 在冈上肌与冈下肌的连接处,由于两种肌腱纤维相互交错,易产生各向异性,这时应注意不要将正常的结构误认为病理性结构。
- 患者可以抵着检查者的大腿做轻微的肘外展等长收缩,这样更容易发现肩袖的部分撕裂,尤其是在滑囊侧的肩袖撕裂,因为滑囊侧的肩袖张力最高。
- 如果冈上肌的外凸形状在大结节的止点处丧失,很大的可能是发生了肌腱的全层撕裂。

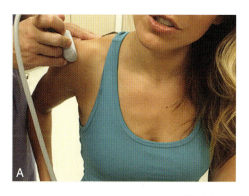

图 12.9　短轴上的冈下肌

冈下肌和小圆肌

- 患者将手放在同侧大腿上，呈放松状态。
- 检查者先触及肩胛冈，再将探头放置在肩胛冈的稍下方并平行于肩胛冈（图12.10），这样可以在长轴上显示冈下肌肌腱的下面。
- 将探头向下方移动，可以看到长轴上的小圆肌肌腱（图12.11）。

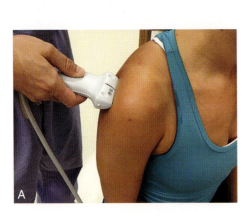
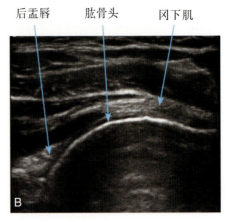

图 12.10　冈下肌肌腱在长轴上的超声图像

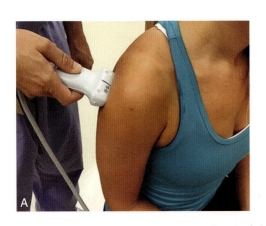
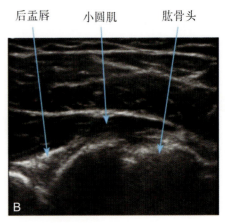

图 12.11　小圆肌肌腱在长轴上的超声图像

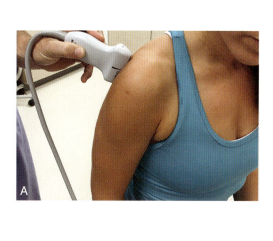
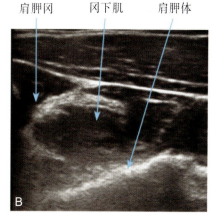
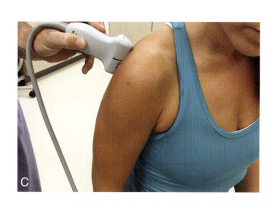
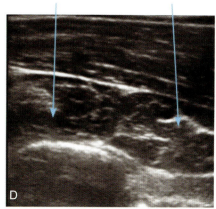

图 12.12　A、B. 短轴上的冈下肌肌腹。C、D. 短轴上的小圆肌肌腹

- 探头竖向呈 90° 垂直于地面，可以看到冈下肌下半部分（图 12.12A、B）和小圆肌的短轴图像（图 12.12C、D）。

检查技巧

- 嘱患者做肩关节内外旋的动作，以便于观察冈下肌和小圆肌长轴图像，也可以看清盂肱关节的结构，有利于检查者确认肌腱的位置。
- 由于在此平面扫查时，皮肤和肩袖肌腱之间存在大量软组织，因此必须将探头的深度加大。

特殊扫查平面

- 如果发现患者存在肩袖全层撕裂，且观察到肌肉萎缩和脂肪浸润，采用肩胛骨的 Y 平面进行扫查会很有帮助（图 12.13）。这个扫查平面类似于磁共振成像的矢状远正中切面。

- 探头定位，前方朝向肩锁关节和喙突，后方朝向肩峰的后外侧（图12.14），需将探头的深度调整到能看清冈上窝的位置。

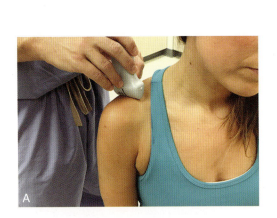
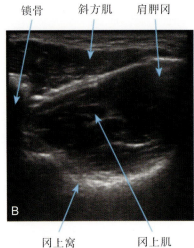

图12.13　在肩胛骨的Y平面视图上可以看清短轴上的冈上肌

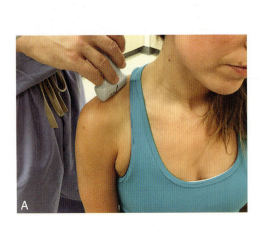
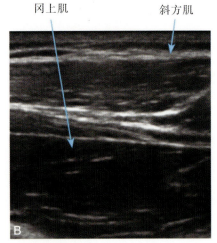

图12.14　长轴上的冈上肌肌腹

- 锁骨在前方，肩胛骨在后方。
- 萎缩的程度需要通过对比冈上窝及冈上肌肌腹的横截面积来确定。
- 冈下肌及小圆肌可以应用类似办法在短轴上进行观察。

检查技巧

- 在肩袖肌肉萎缩及周围脂肪浸润的情况下，肌肉会失去其正常的羽状结构而呈现高回声，一种判断肌肉质量的好方法就是与其表面的三角肌和斜方肌的回声做比较。

第 13 章　超声引导下肩关节注射

Kevin Kruse

肱二头肌肌腱长头

- 在短轴上，肱二头肌位于大、小结节中间（图 13.1A、B）。
- 在结节间沟内确定肌腱近端位置。
- 在探头的稍上方进针。
- 在探头引导下，沿着探头方向进针，呈一定角度朝向肱二头肌肌腱缓慢进针（图 13.1C）。
- 当针尖出现在肱二头肌鞘内时即可进行注射。

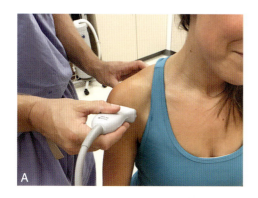
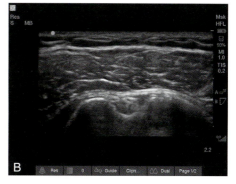
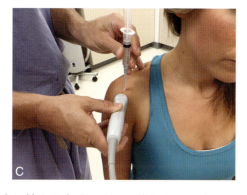

图 13.1　A、B. 在短轴上观察肱二头肌肌腱长头。C. 在肱二头肌肌腱长头注射

肩峰下

- 患者将手放在同侧臀部并内收肩关节（图 13.2A、B）。
- 在长（纵）轴上可见冈上肌肌腱的前方。
- （探头）稍稍向前方扫描以找到肱二头肌肌腱，这样可以确保探头到达恰当的位置。
- 此时，将探头返回到前一个位置。
- 在探头的稍外侧，沿着探头的方向，向内侧缓慢进针，使针尖刚好到达冈上肌表面（图 13.2C）。

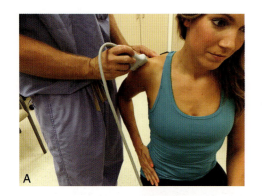 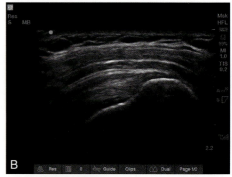

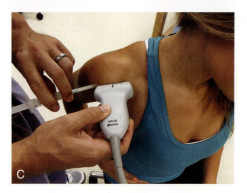

图 13.2　A、B. 在长轴上观察冈上肌。C. 肩峰下注射

后盂肱关节

- 患者将被检查侧手置于同侧大腿上。
- 让患者内、外旋肱骨来定位盂肱关节。
- 探头稍微向内侧移动，将进针点选在探头的稍外侧。这种注射通常需要长针（3in 或更长），因为这个关节的位置会很深。

- 针头朝向肩关节盂唇和肱骨头之间的关节间隙缓慢进入（图13.3）。针尖进入关节后，即可注射。

肩锁关节

- 将超声探头放置在肩锁关节的顶部，与锁骨平行。
- 进针点位于探头稍前方。
- 将针垂直于探头从前方向后插入（图13.4）。由于肩锁关节很浅，采用平面内注射方法很难看到注射针，因此应采用垂直于探头且与肩锁关节平行，位于同一直线的方法注射。
- 当针尖出现在肩锁关节内时即可注射。

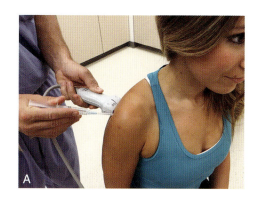
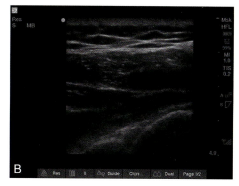

图13.3　盂肱关节注射

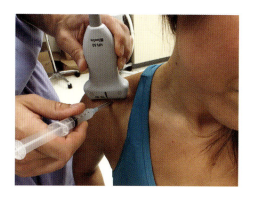

图13.4　肩锁关节注射

超声引导下肩部注射技巧

如果开始未见针尖，检查者应缓慢来回扫查直到看见针尖。移动探头找针比反复穿刺找探头更容易，且对患者来说也更舒适。

肱二头肌和肩峰下滑囊注射可以一次完成，不需要先将针取出再扎第二次。首先，采用如前所述的方式注射肱二头肌肌腱；接下来将探头稍向外上移动，当看到大结节和止于其上的冈上肌肌腱时，将针头稍退回，调整注射方向与探头一致，然后注射冈上肌表面。

盂肱关节可以在前方和通过肩袖间隙注射。在短轴上看到肩胛下肌腱，然后将探头轻微向内上方移动，注射点就在探头稍上方一点儿的位置，与探头方向一致通过肩袖间隙进行注射。

第 14 章　粘连性关节囊炎的治疗

Matthew T., Santa Barbara, Eric R. Helm

背景和适应证

大约 40% 被诊断为粘连性关节囊炎的患者可能会经历长期肩关节活动受限，尽管患者也曾接受物理治疗和非甾体抗炎药物等保守方法治疗，但其中大约 15% 的患者最终会发展为残疾[1-2]。

虽然关于超声引导下注射治疗如盂肱关节（GH）内注射类固醇激素、肩胛上神经（SSN）阻滞和盂肱关节松解术治疗粘连性关节囊炎的研究较多，但获得的结果却并不一致[3]。

一种将先前研究的治疗方法联合的方案（肩胛上神经阻滞、关节内类固醇激素注射、关节腔扩充、肩关节手法治疗和随后 8 周的物理治疗）被证明能在治疗后即刻和 2 个月后随访时改善患者的肩关节活动范围（屈曲和外展）[3]。

[1] Binder AI, Bulgen DY, Hazle man BL, et al. Frozen shoulder: a long-term prospective study. Ann Rheum Dis, 1984, 43(3):361–364.

[2] Burbank KS. Chronic shoulder pain: part 1. Evaluation and diagnosis. Am Fam Phys, 2008, 15(77):453–460.

[3] Mitra R, Harris A, Umphrey C, et al. Adhesive capsulitis: a new management protocol to improve passive range of motion. PM R, 2009, 1(12):1064–1068.

肩胛上神经阻滞

体位摆放和探头选择

- 患者取坐位,将手放在对侧肩膀上,或俯卧时手臂下垂(图 14.1)。
- 应用高频探头,深度设定为 3~5cm。
- 根据医生的偏好,可选用 22 号,2.5~3.5in 的针头。

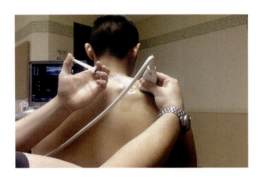

图 14.1　患者坐位,手置于对侧肩部

体表标志

应注意两个体表标志:
- 肩胛冈。
- 冈上肌。

探头放置

- 将探头放置在冈上肌上方(图 14.2)。
- 将探头平行于肩胛冈(肩胛骨平面)。

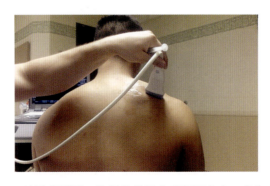

图 14.2　触及肩胛冈,将探头放置在肩胛冈上方,并与之平行

正常解剖

肩胛上神经（SSN）由臂丛（C5~C6 神经根）的上干形成（图 14.3）。

SSN 走行在肩胛上切迹的肩胛下横韧带之下，穿冈上肌下方进入冈盂切迹继续下行。

SSN 的分支包括上关节支，支配喙肱韧带、肩峰下滑囊和肩锁关节后方；下关节支，支配盂肱关节后关节囊，并分支到冈上肌和冈下肌。

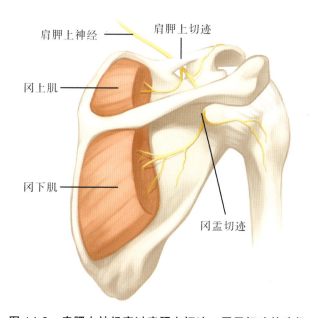

图 14.3　肩胛上神经穿过肩胛上切迹、冈盂切迹的路径

病理解剖

除占位压迫性病变外，超声引导下肩胛上神经阻滞时很少会发现肩胛上神经的病变。

肩胛上神经在超声下表现为一圆形、高回声结构，紧邻冈上窝的骨皮质线，在肩胛上横韧带（STSL）下方的近肩胛上切迹处（图 14.4）。

在肩胛上切迹的区域，能量多普勒可用于鉴别 STSL 上方的肩胛上动脉，神经位于 STSL 下方。

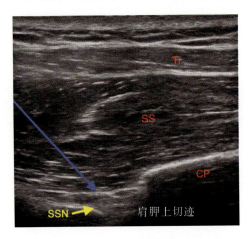

图 14.4 使用长轴,由内向外侧方向进针,进针路径与探头方向一致(蓝线)。肩胛上神经(SSN,用黄色箭头指示)在肩胛上横韧带下方可见 [在针道末端(蓝色箭头)]。CP:喙突;SS:冈上肌;Tr:斜方肌

超声引导下注射

- 长轴下于肩胛骨平面内进行注射。
- 针尖方向由内向外。
- 目标是在肩胛上切迹或冈上窝内的肩胛上神经。
- 采用 Heel-toe 手法操作探头(Heel-Toe 手法是指探头两端分别抬起的操作手法,类似于脚尖和脚跟点地)可以使针影更加清晰。
- 必须避开肩胛上动脉。

盂肱关节松解方法

体位摆放与探头选择

- 体位与盂肱关节内类固醇注射相同。
- 患者取侧卧位,患侧向上(图 14.5)。
- 使用低频探头在长轴上显示盂肱关节。
- 根据医生的偏好选择 22~25 号、2~3.5in 的针头。

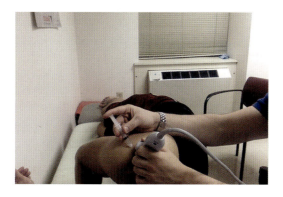

图 14.5　患者取侧卧位，患侧向上

体表标志

应该注意两个标志：
- 肩胛冈。
- 冈下肌。

探头放置

- 将探头平行于冈下肌纤维和肩胛冈（图 14.6）。
- 将探头放置在盂肱关节后部，位于解剖斜轴面。

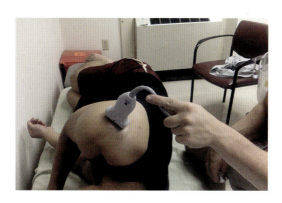

图 14.6　将探头放置在肩胛冈的下方和侧面，并与冈下肌纤维平行

超声引导下注射

- 采用平面内注射方式，针头与探头方向保持一致。
- 进针方向从后外向前内。
- 在超声下看到针，针尖在肱骨头和盂唇之间进入关节间隙（图 14.7，图 14.8）。

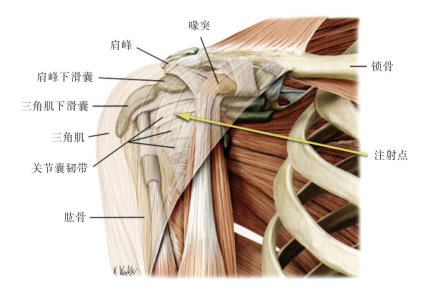

图 14.7 盂肱关节松解的相关解剖学。黄色箭头表示针位于关节盂和肱骨头之间的最佳位置 *

- 识别并避开冈盂切迹（图 14.8）。
- 用 20mL 注射器将不含防腐剂的生理盐水注入盂肱关节，直至注射器推不动为止，此时关节间隙内已无法注入更多生理盐水（图 14.8）。
- 肩部应在容积扩张后立即进行手法治疗。

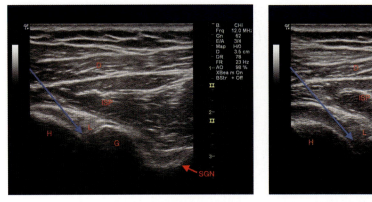 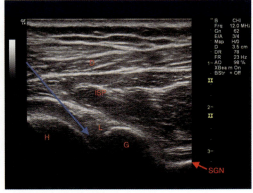

图 14.8 盂肱关节（G）的超声图像。蓝色箭头表示关节松解操作的正确进针位置。A. 关节囊扩张前。B. 关节囊扩张后。D：三角肌；H：肱骨头；ISP：冈下肌；L：上关节唇；SGN：冈盂切迹

---

* 经允许引自 Gilroy AM, MacPherson BR, Schuenke M, et al. Atlas of Anatomy. 3rd. New York：Thieme Publishers，2016.

肩峰下 – 三角肌下滑囊注射

背景和适应证

临床或超声证据表明当患者存在滑囊炎时可以考虑进行肩峰下 – 三角肌下（SASD）滑囊注射。

注射麻醉药物后立即进行检查，以评估注射后的症状改善程度。

超声引导下 SASD 滑囊注射，与盲打相比，在改善关节活动范围和减少疼痛方面更有效。

体位摆放和探头选择

- 患者取坐位或侧卧位，健侧朝下，手臂中立位旋转。
- 应用高分辨率的小型探头（与检查肩袖的线阵探头相同）。
- 使用 25 号、1.5in 的针头。
- 注射药品为 1mL 局部麻醉剂和 0.5~1mL 皮质类固醇。

体表标志

注意两个标志：
- 肩胛下肌肌腱和肌肉的前面（图 14.9）。
- 肩峰外侧缘。

探头放置

- 将探头放在肩胛下肌前面。
- 将探头沿着解剖斜轴面（相对于肩胛下肌腱纵向）放置（图 14.9）。

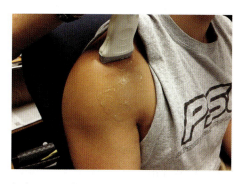

图 14.9 肩峰下 – 三角肌下滑囊注射的患者体位和探头放置 *

正常解剖

肩峰下 – 三角肌下滑囊位于肩峰和三角肌深面（图 14.10）。

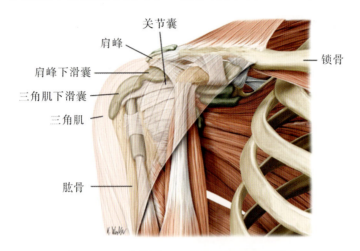

图 14.10　肩峰下 – 三角肌下滑囊的解剖 *

SASD 滑囊位于肩袖、盂肱关节和肱二头肌肌腱鞘的上方。

SASD 滑囊在超声下表现为一个薄且均匀的 1~2mm 的低回声滑液层，被高回声滑囊壁和周围脂肪层包围（图 14.11）。

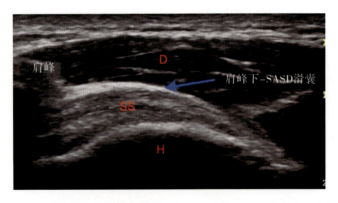

图 14.11　SASD 滑囊的正常超声表现。D：三角肌；H：肱骨头；SS：冈上肌

病理解剖

滑囊增厚是由于积液增加或滑囊内软组织增多所致。

---

* 经允许引自 Gilroy AM, MacPherson BR, Schuenke M, et al. Atlas of Anatomy. 3rd. New York：Thieme Publishers，2016.

液体表现为无回声或低回声,而软组织和增生的滑膜则表现多样化,既可以表现为低回声,也可以表现为等回声和高回声。

能量多普勒成像显示组织充血(血管增多),提示活动性炎症。

激惹性的体格检查手段,如主动抬高手臂,结合动态成像,可用于评估肩峰下撞击。

超声引导下注射

- 采用平面内注射方式,从内侧向外侧进针(图 14.12)。
- 注射目标是三角肌和肩袖之间的滑囊,该滑囊位于肩峰外侧(图 14.13)。
- 当针进入滑囊内时,注射少量麻醉剂。滑囊内注射无阻力且滑囊将膨胀。

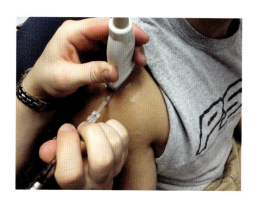

图 14.12 肩峰下 – 三角肌下注射进针路径

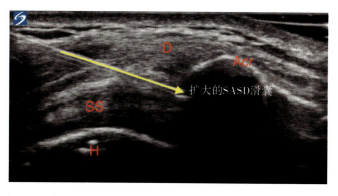

图 14.13 肩峰下 – 三角肌下滑囊炎的超声表现。滑囊增厚,显示有低回声液体。黄色箭头表示进针路径。ACR:肩峰;D:三角肌;H:肱骨头;SASD:肩峰下 – 三角肌下;SS:冈上肌

肱骨结节间沟注射

背景和适应证

肱二头肌肌腱长头周围的鞘内注射适用于肱二头肌肌腱局部疼痛,超声检查显示肌腱变性和(或)腱鞘炎,以及保守治疗措施无效的患者。

与根据体表标志指导注射相比,超声引导可提高肌腱鞘内注射的准确率。

体位摆放和探头选择

- 患者取仰卧位,手臂轻轻向外旋转,手掌向上;或取坐位,肘部放在大腿上屈曲 90°(图 14.14)。
- 使用高频探头。
- 根据医生的偏好,可以选用 23~25 号、1.5~2in 的针头。
- 注射药品包括 0.5~1mL 局部麻醉剂和 1mL 皮质类固醇。

体表标志

- 肱骨近端前侧。

探头放置

- 将探头放置在结节间沟水平上方的肱骨前上端(图 14.14)。
- 探头沿着短轴到达肱二头肌腱鞘,识别鞘内的等回声圆形肱二头肌肌腱。

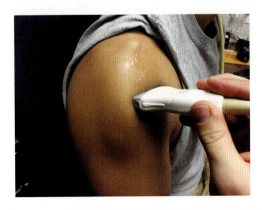

图 14.14 结节间沟注射患者的体位和探头位置

正常解剖

肱二头肌肌腱长头起源于盂上结节、上盂唇、关节囊。

肱二头肌肌腱在冈上肌和肩胛下肌肌腱之间的肩袖间隙内横行，走行曲线与肱骨头的轮廓一致（图14.15）。

肱二头肌肌腱在肱骨近端的大结节（横向）和小结节（内侧）形成的沟槽内通过。

前外侧动脉位于紧邻肱二头肌肌腱外侧缘的滑膜鞘内。

肱二头肌肌腱长头在大、小结节间沟内可见（图14.16）。

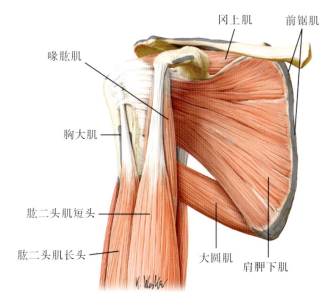

图14.15 肱二头肌肌腱的解剖 *

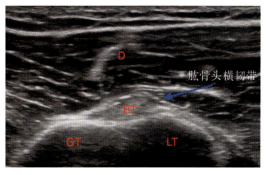

图14.16 肱二头肌肌腱长头（BT）的正常超声表现，位于大结节（GT）和小结节（LT）之间的结节间沟。三角肌（D）覆盖结节间沟

---

* 引自 Gilroy AM, MacPherson BR, Schuenke M, et al. Atlas of Anatomy. 3rd. New York：Thieme Publishers，2016.

病理解剖

任何一侧肱二头肌腱鞘的少量液体都是不正常的;完全包围肌腱的大量液体也是不正常的(图 14.17)。

在腱鞘炎中,液体在超声下表现为一个围绕等回声肱二头肌肌腱的低回声的环,这一表现被称为"指环征"。

盂肱关节积液可扩展到肱二头肌肌腱鞘内,超声表现为无回声的液体。

肱二头肌肌腱病的超声表现为肌腱肿胀,肌腱体呈现低回声,且肌腱完整。

撕裂的肱二头肌肌腱,超声下结节间沟中空虚且出现低回声液体充填。如果撕裂伴有出血,液体则可表现为等回声或高回声。

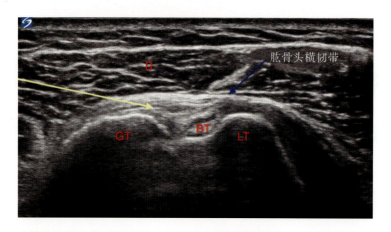

图 14.17　腱鞘炎肱骨结节间沟注射。由于肌腱周围的腱鞘炎,存在低回声性液体。黄色箭头表示进针路径在肌腱和腱鞘之间。BT:肱二头肌肌腱;D:三角肌;GT:大结节;LT:小结节

超声引导下注射

采用平面内注射方式,由外侧向内侧进针(图14.18)。

注射目标是腱鞘与肌腱之间的空隙,针可以位于肌腱的浅层或深层。

前外侧动脉的升支,位于肌腱外侧,应用功能多普勒进行鉴别,并避免刺伤。

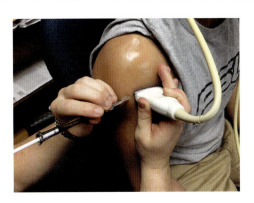

图 14.18　肱骨结节间沟注射的患者体位和方法

第 V 部分 肿瘤

第 15 章　手掌或手指肿瘤的评估
第 16 章　常见的肿瘤性病变

第 15 章 手掌或手指肿瘤的评估

Aaron J. Wyse

设置

探头选择

- 一般采用高频线阵探头,原因是:
- 图像分辨率高,能有效提高图像质量。
- 限制声束的穿透力(深度)。
  - 因为手掌和手指的组织一般比较浅表。
  - 需要关注较深部位的组织时,可以选择低频的凸阵探头(频率为 5MHz~9MHz)。
- 线阵探头产生的声波与探头平面平行,从而可以很好地显示肌腱或韧带的线状结构。
- 可以根据所关注的组织大小选择不同的探头。例如,观察手指或脚趾的屈肌肌腱的滑车系统等小结构时,曲棍球棒形的高频小探头(图 15.1A)是最佳选择;而评估手掌或手腕部结构时,宽屏的线阵探头(图 15.1B)更加合适,因为它能够提供更好的全景图像。

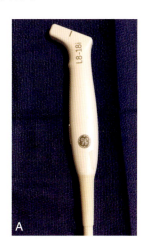 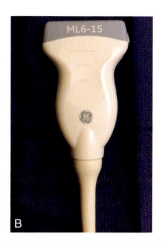

图 15.1 A. 曲棍球棒形的 18MHz 高频线阵探头。B.15MHz 高频线阵探头

技术因素

- 适当使用超声耦合剂有利于探头与皮肤表面的接触,从而帮助超声波更好地传播和接收。
- 检查位置表浅的病变或结构时,需要将耦合剂涂得厚一点(图 15.2)。这样能最大限度地减少探头对软组织压迫产生的变形。
- 适当调节增益,优化图像亮度。

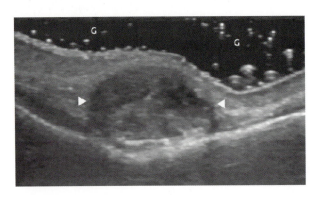

图 15.2 一个位置表浅的复杂囊性肿物的灰阶声像图(三角)。为了获取高质量的图像,肿物上方的体表使用了较厚的耦合剂(G)

探头位置

- 探头的位置应以感兴趣区为中心。
- 不论是获取纵切图像还是横切图像,探头都应垂直于皮肤表面。
- 如果病变较大,需要启动全景成像或宽景成像模式来全面显示病变的回声、质地、边缘和大小(图 15.3)。
- 动态扫查,即通过重复播放连续的一系列静态图像获得的视频,有利于明确肿块或病变与周围组织的关系,判断病变的起源,例如腱鞘囊肿。
- 动态扫查也能为判断病变特征提供一些额外的有用信息。
- 例如,如果一个源于软组织的肿物质地柔软,加压可发生变形,常提示为脂肪瘤;而囊性病变在逐渐加压时可能会看到内部有点状流动的回声。
- 加压检查可能有助于发现病变部位柔韧度的变化。
- 多普勒超声检查可用来评估病变内的血流信号,提示病变内有充血(常见于炎性病变或肿瘤诱发的新生血管)。
- 彩色多普勒超声能够显示血流方向。
- 能量多普勒技术虽然不能显示血流方向,但对低速血流更敏感。

- 适当调节多普勒超声的参数。彩色增益过低会导致评估血流时出现假阴性结果，反之增益过高时会导致假阳性结果。同时，不恰当地移动探头也会导致伪彩。

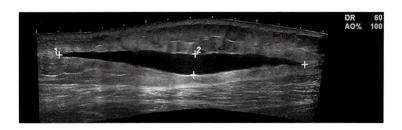

图 15.3　创伤后 Morel-Lavallee 损伤（Morel-Lavallee 损伤是一种骨盆或髋臼骨折中合并的骨盆侧方和髋部区域的软组织闭合性潜在性脱套损伤）的全景灰阶图像，显示在软组织内局部聚集的边界清晰的无回声区域。这种方法能够提供病变的整体观，从而对病变进行准确测量

正常解剖

图 15.4 显示了正常软组织图像。
- 表皮和真皮：高回声。
- 皮下脂肪组织：低回声的脂肪组织内可见高回声的纤维分隔。
- 肌层：低回声的肌肉组织内可见高回声的纤维脂肪分隔。
- 骨组织：强回声伴后方声影和混响。
- 淋巴结：由位于边缘的低回声皮质和位于中心富含脂肪组织的淋巴门构成，边界清晰、边缘分叶状或呈肾形。
- 典型的正常淋巴结内可见朝向淋巴门的血流信号，但皮质内一般不显示血流信号；如果皮质内可见血流信号，往往提示病理性淋巴结。

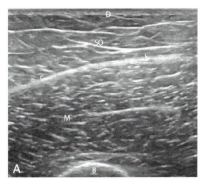 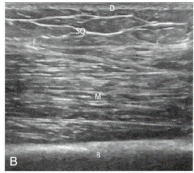

图 15.4　正常软组织的横切面（A）和纵切面（B）图像：包括表皮和真皮（D）、皮下脂肪层（SQ）、筋膜（F）、肌层（M）和骨组织（B）

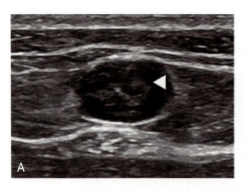 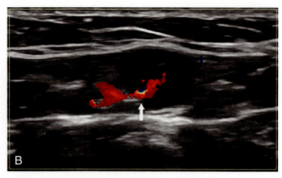

图 15.5　正常淋巴结的灰阶（A）和彩色多普勒（B）图像。富含高回声脂肪组织的淋巴（三角）内可见清晰的树枝样血流信号（箭头）

病理解剖

囊肿的超声特征

- 囊肿，尤其是腱鞘囊肿或滑膜囊肿，是手部或腕部最常见的肿物，约占 60%。
- 单纯的囊肿表现为边界清晰的无回声肿物，伴有后方增强效应（图 15.6）。
- 囊肿内可见纤细的分隔或细小的回声。
- 无论是彩色还是能量多普勒，一般都不能显示囊肿内的血流信号。
- 囊肿周边（假包膜）可能会出现不同程度的血流信号，取决于相关炎性改变程度的不同。
- 更多的囊肿是复杂囊肿，表现为内部回声增多，可见碎屑样回声或边缘呈多分叶状。
- 在外力压迫作用下，囊肿的外形可能会发生变化；或在动态加压时，可能会看到囊肿内部流动感的回声。
- 在腱鞘囊肿或滑膜囊肿中，囊肿与关节腔或腱鞘相连的地方往往会变细呈"颈"状。
- 在手部和腕部，囊肿常见于下列位置：
- 手腕背侧：邻近舟月骨间韧带的背侧束。
- 手腕掌桡侧：邻近桡侧腕屈肌肌腱或桡神经的掌支。
- 屈肌肌腱鞘：尤其是掌指关节 A1 滑车附近。

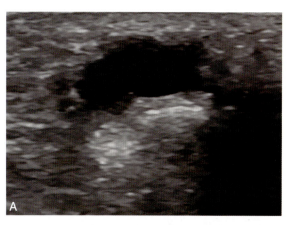
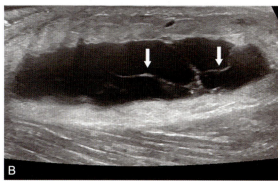
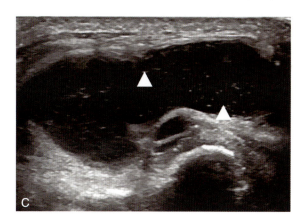

图 15.6　囊肿内部回声复杂多变。A. 单纯的无回声囊肿。B. 一个较大的内有细分隔（箭头）的轻度复杂囊肿。C. 一个较大的伴有絮状细小回声的复杂囊肿（三角）

后方回声增强

- 后方回声增强指声波穿过某些与同平面组织比较相对低衰减的组织后，在该组织后方显示的回声增强现象（图 15.7）。
- 这种伪像多出现在液性囊肿后方，少数情况下也可见于某些实性肿物。
- 后方回声增强同样意味着穿透性增加。

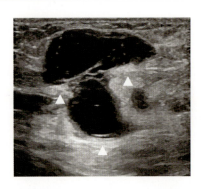

图 15.7　手术后的血肿在灰阶超声图像上显示为一个浅表、局限的液体聚集区。后方回声增强效应清晰可见（箭头所示），显示为囊肿深方的软组织结构回声增强

无血流

• 无血流指良性囊肿中心部无血流信号（图 15.8）。彩色和能量多普勒用来探测血液在血管中流动时导致的声波频率的变化。彩色多普勒能够显示血流的方向，而能量多普勒对低速的血流更敏感。

• 良性囊肿周边的血流、囊肿壁或紧邻的周围组织内可出现不同程度的血流信号。例如，虽然一个小的单纯囊肿内部和周边很可能无血流，但一个体积较大的复杂囊肿或位于易反复受到外伤处的囊肿可能出现包膜血流信号增多。

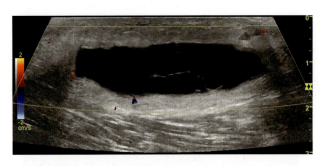

图 15.8　彩色多普勒超声显示一个浅表的外伤后局部液体聚集，内伴多发细分隔。囊性肿物内部和周边均未探及血流信号

表皮样囊肿（表皮包涵囊肿）

• 表皮样囊肿指由于皮肤的鳞状上皮组织被包裹于（先天性）或种植于（后天性）真皮或皮下组织产生的一种囊性病变。这种病变会导致局部囊性结构内出现源于皮肤的产物（图 15.9）。

• 表皮样囊肿典型的超声表现是边界清晰的低回声结构伴有后方回声增强效应，内部无明显血流信号。

• 内部可因角蛋白成分的不同而出现线状高回声或低回声裂隙。

第 15 章　手掌或手指肿瘤的评估

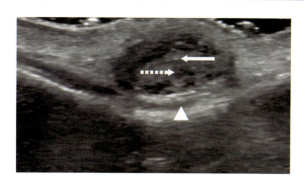

图 15.9　一例表皮样囊肿的灰阶多普勒图像，显示为一个位于真皮层的复杂囊肿。后方伴有明显的回声增强（三角），内部可见点状高回声（实线箭头）或低回声裂隙（虚线箭头）

实性肿物的超声评估

- 当一个肿物的超声图像不符合囊肿的特点时，则应考虑为实性肿物。
- 描述实性肿物时应包含肿物的大小、位置（浅表还是深在）、形态学特征、边缘、内部回声以及后方回声特点（例如后方声影或回声增强）。
- 动态加压有助于显示肿物的物理特性，例如柔韧性或是否缺乏可压缩性。
- 大部分的实性肿物超声特征多变或相互有交叉，但我们仍能通过肿物的形态或位置等信息对部分实性肿物做出诊断。例如：
- 典型的脂肪瘤表现为卵圆形、边界清晰的实性肿物，平行于皮肤表面，内部呈较均匀的高回声，一般缺乏血供（图 15.10）。但是，由于超声表现的多样性，即使有这些典型的特征，诊断脂肪瘤的概率也仅为 49%~60%。
- 尽管血管结构有很多变异，但仍可以根据形态蜿蜒、迂曲的无回声结构特点来判断。

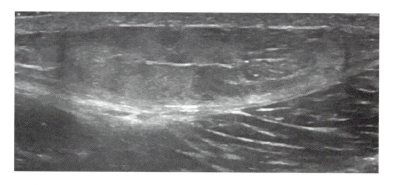

图 15.10　一个位于皮下脂肪层边界清晰、卵圆形的实性肿物，内部回声与周围皮下脂肪回声相似或稍高。能量多普勒显示内部未见明显血流信号（图像未展示）。这些超声特征均符合脂肪瘤的特点

- 上肢实性肿物的性质可以依据其位置来判断，例如腱鞘巨细胞瘤（源于腱鞘或关节囊），良性外周神经鞘瘤（与神经相连），或者血管球瘤（位于甲床下）。
- 一旦判定为实性肿物，大部分的软组织肿瘤仅凭外观是难以定性的（图 15.11）。确定的诊断往往需要病理检查。

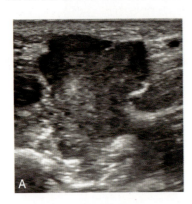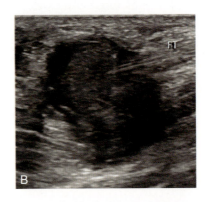

图 15.11　位于第 5 指指屈肌肌腱（FT）附近的一个实性高回声结节的横切面（A）和纵切面（B），周边伴有低回声晕。由于该实性结节的性质难以确定，我们对该结节进行了针芯穿刺活检，病理证实为结节性筋膜炎

手部及腕部实性肿物评估的难点

- 少数情况下，部分实性肿物的超声图像可能表现出囊性病变的常见特点（图 15.12）。
- 某些富含均匀细胞成分的实性肿物，例如良性外周神经鞘瘤或淋巴瘤，内部可能呈均匀的低回声伴后方回声增强效应。
- 内部可见血流信号往往提示病变的实性本质，但是对于一些比较小的病变或者超声仪器性能不够好时，这一特征很难检测到。

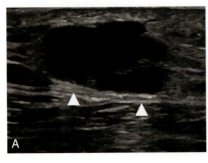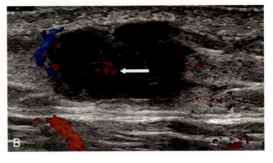

图 15.12　A．图灰阶超声显示浅表软组织内一个边界清晰、边缘分叶状、内部近乎无回声的肿物，后方回声增强（三角），酷似囊性结构。B．彩色多普勒显示该肿物内可见血流信号（箭头），提示其应为实性肿物。穿刺活检证实为黑色素瘤

- 另外一个明显容易混淆的是复杂囊肿，例如血肿。由于有出血，内部回声因血液成分的存在而增多，容易误诊为实性肿物（图 15.13）。
- 与周边血流信号和无血流信号不同，肿物内部出现血流信号时，应考虑到实性的可能。
- 血肿的自然变化包含三个阶段：急性期表现为边界清晰的低回声结构；凝血期内部回声极不均匀；液化期表现为无回声的液性结构。
- 在外伤导致的复杂囊性结构消退的过程中，出血性或抗凝治疗都可能导致血肿形成。肿物大小的改变以及先前复杂囊性结构特点的消失都应警惕出血性疾病的可能。

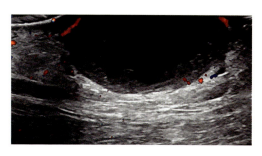

图 15.13 彩色多普勒超声图像显示一个复杂的囊性结构，内伴独立的碎片样回声，酷似结核出血坏死囊变的过程。但该患者在此部位的创伤病史以及内部缺乏血流信号这一特点，提示诊断应首先考虑为血肿，但还需要长期随访的证实

提示恶性软组织肿瘤的超声图像特征

- 超声不能很可靠地鉴别良恶性软组织肿瘤。
- 当实性肿物缺乏典型的良性特征时，应考虑到恶性的可能性。
- 恶性肿瘤的图像特征可能和某些局限性侵袭性病变混淆，例如纤维瘤病（图 15.14）。

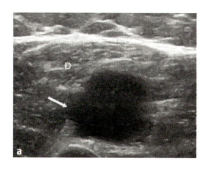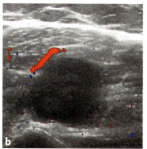

图 15.14 灰阶（A）和彩色多普勒（B）图像显示三角肌（D）内一个回声稍不均质的低回声肿物。该肿物的边缘不规则，呈毛刺状（箭头），但内部血流信号稀疏。后续的活检证实了来源于肺腺癌的转移瘤的诊断

- 以下是几个提示恶性肿瘤的超声特征，例如，软组织肉瘤：
- 侵袭性边缘，导致周边正常组织变形（图15.15）。
- 体积较大。
- 内部回声明显减低。
- 内部回声不均匀，边缘回声增高常提示血肿，无回声区表示发生了坏死或囊变。
- 伴有不规则、杂乱的内部血流信号。

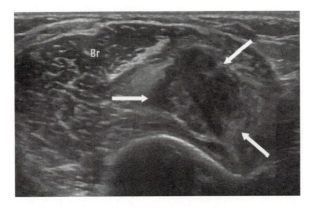

图15.15 超声图像示肱桡肌（Br）内一个边缘模糊的浸润性低回声肿物（箭头）。后续的针芯穿刺活检证实为局限性侵袭性纤维瘤（硬纤维瘤）

良性和酷似肿瘤的非肿瘤性病变

1. 脂肪坏死

- 脂肪坏死是一个良性进程，但可以导致血管绕行或皮下脂肪组织的皂化。脂肪坏死的原因很多，包括外伤、缺血或自身免疫性疾病，但患者往往不能提供清晰可靠的外伤史。
- 脂肪坏死多表现为局限的高回声区伴周围皮下脂肪组织变形或不均质回声改变（图15.16）。
- 脂肪坏死的形态可以从一个局限性浸润状的高回声区逐渐演变成为一个边界清晰、周边伴低回声晕的肿瘤样病变。
- 后方无增强效应、内部无血流信号以及先前的外伤史都有助于脂肪坏死（尤其是类肿瘤样病变）与实性肿瘤的鉴别。

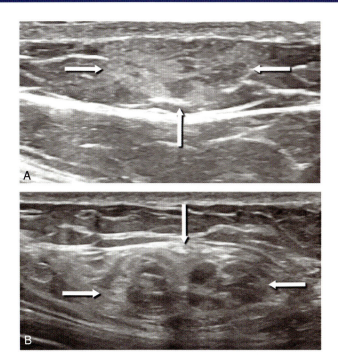

图 15.16 脂肪坏死的示例。A. 脂肪层内一个边界不清的不均质高回声区，B. 不均质高回声区内伴有局限性低回声，酷似肿瘤性病变。这些区域的外伤史对病变的诊断非常重要

2. 肌肉损伤

- 急慢性的肌肉损伤可于体表触及，酷似体表软组织肿物。
- 急性完全性肌肉或肌腱撕裂的超声表现为原肌肉或肌腱走行区正常组织结构缺失，代之以一团末端圆钝的挛缩肌肉组织（图 15.17）。在急性期可伴有周围血肿或液体。

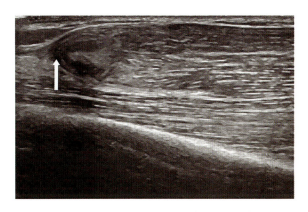

图 15.17 一例上臂肿块患者的灰阶超声图像显示肱二头肌末端圆钝、变形、挛缩隆起（箭头），提示肱二头肌腱完全性撕裂。与残余的正常肱二头肌组织相比，邻近断裂肌腱的肌肉组织回声明显不均匀、减低，失去了正常肌组织的纹理特点

- 部分撕裂的肌肉组织的超声表现为局部肌丝纹理紊乱变形，内部回声因水肿或出血而变得不均匀（图15.18）。

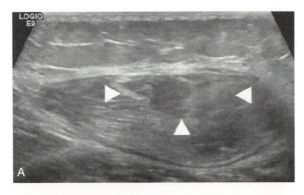

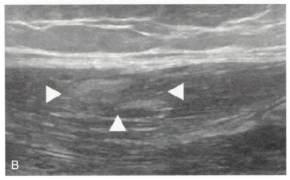

图15.18　可扪及患者的体表肿物，超声检查诊断为肌肉部分撕裂（三角），图为其横切面（A）及纵切面（B）的灰阶图像。图像显示深部肌肉组织内局部纹理扭曲变形，混杂多发不均质高回声及低回声区

3. 血管病变

- 假性动脉瘤是血管的非肿瘤性瘤样病变。它的形成原因是动脉局限性破裂或穿透性损伤导致血液在紧邻供血动脉的地方局部聚集形成一封闭的腔隙。
- 该病变可能是医源性或创伤性的，也可能是感染性的。
- 内部可能出现不同程度的血栓形成。
- 假性动脉瘤超声图像上表现为一个伴有后方增强效应的无回声或低回声肿物（图15.19A）。内部回声和分隔的多少取决于血栓形成的程度。
- 多普勒超声检查可以显示该肿物与供血动脉的直接联系，以及内部涡流形成的"阴阳征"，频谱多普勒检查可于瘤颈部探测到双向波（图15.19B、C）。

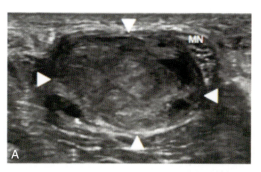
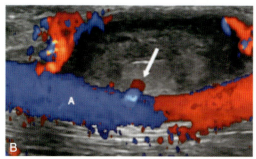
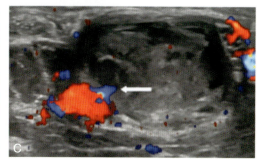

图 15.19　A. 一例患者接受经外周静脉中心静脉置管术后出现正中神经症状，超声示正中神经被一个不均质低回声肿物（三角）压迫，是已部分血栓化的假性动脉瘤。B、C. 假性动脉瘤与供血动脉（A）之间的瘤颈（箭头）清晰可见，瘤体内可见"阴阳征"

第 16 章　常见的肿瘤性病变

Aaron J. Wyse

手、腕部常见的实性肿瘤

腱鞘巨细胞瘤

- 腱鞘巨细胞瘤是一种源于腱鞘的特发性良性肿瘤，由滑膜样细胞和多核巨细胞组成。在组织病理学上，腱鞘巨细胞瘤和色素沉着绒毛结节性滑膜炎相同。
- 腱鞘巨细胞瘤是手、腕部第二常见的良性肿瘤。
  - 好发于 30~50 岁，女性多于男性。
  - 手部腱鞘巨细胞瘤常见于桡侧三指（尤其是食指和中指），多见于远端指间关节的掌侧。
  - 临床症状多表现为非创伤性的慢性手指肿胀或硬质肿块。
- 由于起源于腱鞘滑膜层，腱鞘巨细胞瘤多与手、腕部肌腱腱鞘关系密切。与伸肌腱鞘相比，屈肌肌腱鞘更常受累。
- 腱鞘巨细胞瘤与肌腱的交接长度及包绕程度变化多端。
- 肿瘤可能潜入肌腱与指骨之间。
- 动态扫查显示，在手指做屈伸运动时，肿瘤与腱鞘之间没有相对运动。
- 超声图像上，腱鞘巨细胞瘤多表现为均质的实性低回声肿物（图 16.1，图 16.2）。内部回声的均匀程度与肿瘤的大小相关。此外，还可能表现出以下超声特征：
  - 清晰的分叶状边缘。
  - 偶尔出现后方回声增强。
  - 很少出现囊变、坏死、钙化或衰减。
- 典型的腱鞘巨细胞瘤内部可见血流信号。
- 腱鞘巨细胞瘤可手术切除，术后复发率为 10%~20%。

第 16 章 常见的肿瘤性病变 147

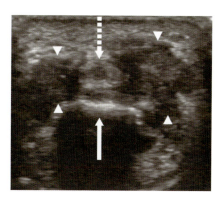

图 16.1 位于第二指掌侧的实性低回声肿物（三角），部分插入屈肌肌腱（虚线箭号）与指骨之间（实线箭号）

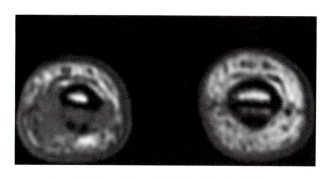

图 16.2 手指轴位磁共振 T1 和 T2 加权像显示位于食指掌侧的实性低信号，与第二指屈肌肌腱相接并局部伸入中节指骨与屈肌肌腱之间

脂肪瘤

- 脂肪瘤是由成熟脂肪细胞组成的良性软组织肿瘤。
    - 脂肪瘤是人体最常见的软组织肿瘤，但仅有 5% 的脂肪瘤出现在手、腕部。
    - 典型的脂肪瘤表现为生长缓慢、可推动的无症状性肿物。
- 当病变平行于皮肤或皮下组织时，常被描述为长条形、边界清晰，即肿瘤的长大于宽（图 16.3）。
- 脂肪瘤的内部回声多与周围正常的脂肪组织相似（图 16.4）。
    - 但是，肿瘤内部的回声变化较多，从低回声到高回声都有可能，甚至内部可出现散在分布的线状强回声。
    - 回声信号的高低取决于肿瘤周边的结构以及内部脂肪、结缔组织的成分。
- 内部常缺乏血流信号。
- 当肿瘤出现明显增大、疼痛、位置深或不规则边缘时，应进行进一步的影像学检查，例如 MRI 或 CT。

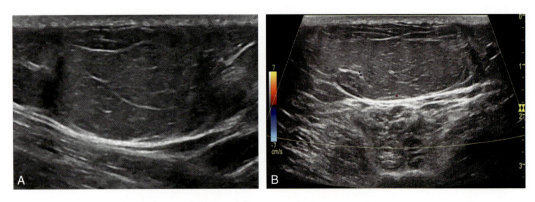

图 16.3 A. 位于上肢皮下边界清晰、回声均匀的实性等回声肿物，内部回声与周围皮下脂肪相同。B. 彩色多普勒显示内部未见明显血流信号

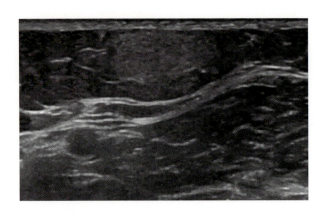

图 16.4 前臂皮下一个边界欠清、内部回声均匀的低回声肿物，提示为缺乏完整包膜的脂肪瘤或血管脂肪瘤（脂肪瘤的变异）

血管瘤

- 血管瘤是最常见的源于血管的肿瘤性病变，占良性软组织肿瘤的 7%。
- 典型的血管瘤超声特征包括：低 – 无回声管道样结构，瘤内脂肪成分与新生血管交接的地方可以出现散在分布的高回声（图 16.5A）。
- 血管瘤形态各异，从边界清晰的软组织肿块到走行紊乱的浸润性血管结构都有可能出现。
- 彩色多普勒或能量多普勒常可以显示管道内低速的血流信号（图 16.5B、C）。
  - 内部伴有声影的点状强回声提示静脉石形成。
  - 当伴有血栓形成时，管道内回声增高。
  - 较大的血管瘤可表现为内伴可压缩性血管样结构的侵袭性病变。
  - 当出现动静脉瘘时，常提示病变为真性动静脉畸形。

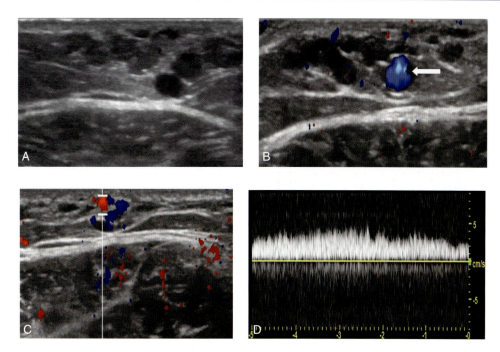

图 16.5 一例皮下软组织内边界不清的管道样无回声结构，其中部分管道内可见血流信号（箭头）。M 型超声证实为单向低速的静脉性血流信号

手、腕部常见的类肿瘤样病变

腱鞘囊肿

- 腱鞘囊肿是手、腕部最常见的肿物。
- 在病理上，腱鞘囊肿是一种内含黏稠滑液、外被纤维包膜的囊性结构。
- 腱鞘囊肿的形成可以是退行性、创伤性或自发性。
- 在位置方面，腱鞘囊肿的典型特征是邻近关节或腱鞘。
    - 典型的腱鞘囊肿起源于舟月韧带附近腕背侧的关节囊。
    - 比较少见的起源还有腕掌侧面邻近桡腕关节、桡侧腕屈肌肌腱与桡动脉之间，以及掌指关节的掌侧面（A1 滑车处）。
- 腱鞘囊肿超声表现为一个比较清晰的高透声性的无回声结构（图 16.6）。
    - 囊肿壁的厚度、囊内分隔的多少，内部回声的强度以及结节状态取决于囊肿的大小及慢性进程（图 16.7）。
    - 这些囊肿周边可能显示较多血流信号。
- 实时超声引导能够有效提高腱鞘囊肿穿刺和药物注射治疗的准确度和安全性。
- 囊肿与关节囊或关节表面的细小沟通具有诊断价值。

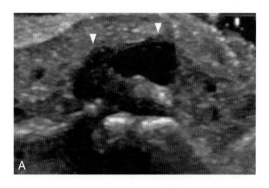 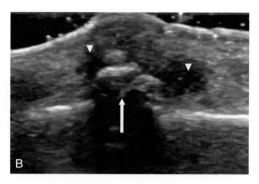

图16.6　图示手部的两个腱鞘囊肿（三角）。A.源于拇指指间关节的无回声单纯性囊肿。B.源于第三指远端指间关节、内伴少量低回声的分叶状复杂囊肿。值得注意的是，关节背侧突出的骨赘（箭头）提示骨性关节炎的存在

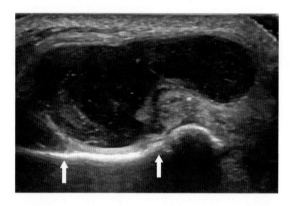

图16.7　图示肩关节处锁骨远端上方的混杂液体积聚（箭头）。该液体与肩锁关节相通，但此图很难显示沟通部位。囊内点状、碎屑样回声及细小分隔清晰可见

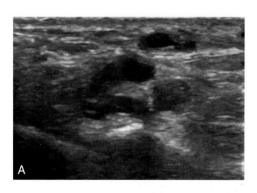 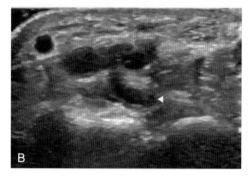

图16.8　腕背侧皮下软组织内一个多分叶状的无回声结节样囊肿，诊断为腱鞘囊肿，可见一细小的囊颈延伸至腕骨间关节（三角）

痛风石

- 痛风是一种以高尿酸血症及尿酸盐结晶析出沉积为特点的代谢性疾病。
  - 在偏振光显微镜下,尿酸盐表现为双折光阴性的细小针状、棒状结晶体。
  - 痛风石是由慢性尿酸盐沉积、类蛋白样物、炎性细胞以及异物巨细胞共同组成的。
- 痛风是最常见的晶体析出性疾病,也是男性最常见的慢性炎症性关节病。
- 在痛风病情进展过程中,可能呈现以下多种超声表现(图 16.9)。
  - 关节腔积液,内部伴有漂浮的点状高回声聚集时,形成"暴风雪征"。
  - 无回声的关节软骨表面可见一条不规则线状强回声,呈为"双轨征"。
  - 滑膜增生、回声增高,有时可见滑膜周边伴低回声晕,滑膜内血流信号明显增多。
  - 滑膜软骨受到侵蚀,表面变得不规则或不连续(图 16.10)。

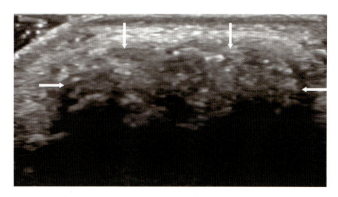

图 16.9 位于第 3 指近端指间关节附近的低回声肿物(箭头),内伴多发点状高回声,后方伴声影,超声提示为尿酸盐沉积

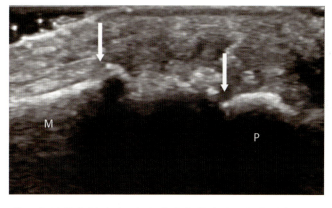

图 16.10 图示第 3 指近节指骨头(P)和中节指骨底(M)骨质表面不规则,可见多发骨侵蚀样改变

- 痛风的关节外侵犯也有相应的超声表现（图 16.11）。
  - 痛风结节常表现为一个边界不清或结节状、回声不均匀、周边伴有低-无回声晕的高回声结构。
    - 痛风结节内可见由于钙化或尿酸盐沉积导致的点状高回声，也可伴有后方声影。
    - 痛风结节可以出现在关节周围的软组织内、肌腱内或韧带内。
  - 滑囊炎在痛风患者中很常见，尤其是鹰嘴滑囊炎，表现为滑囊内液体聚积或滑囊结节状增厚，或于滑囊区见边界不清、内部回声不均匀的肿瘤样软组织（图 16.12）。

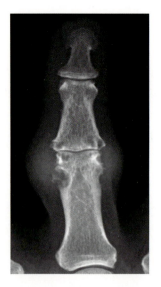

图 16.11　第 3 指近端指间关节痛风的 X 线表现：可见关节周围骨侵蚀以及关节旁软组织密度增高

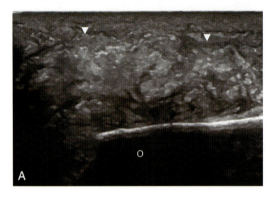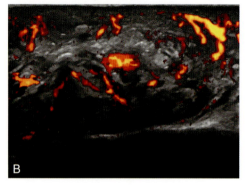

图 16.12　A、B 一例痛风患者肘关节背侧尺骨鹰嘴上方（O）的不均质高回声（三角）的灰阶和能量多普勒表现，其内血流信号非常丰富

异物肉芽肿

- 残留在体内的异物,不论其材质如何,在超声图像上,常常表现为高回声结构(图16.13)

    - 当探头沿着异物的长轴平行放置时,往往更容易清晰地显示这一高回声异常。

    - 根据其大小和成分不同,异物可伴有后方声影或混响伪像。

    - 当异物的位置比较浅表时,在体表涂厚厚的耦合剂或加用一个凝胶垫可能更有利于图像的显示。

- 典型的异物反应可以累及周围组织。

    - 在急性期,由于局部出血或感染,周围软组织可出现边界不清、回声不均匀增高等改变。

    - 在慢性期,肉芽肿反应可导致异物或相关肿物周围出现低回声晕。

- 由于前期的治疗操作或感染,异物周围软组织内的气体可能会导致误诊或漏诊。

- 超声引导下手术或穿刺取出异物可以提高操作准确度。

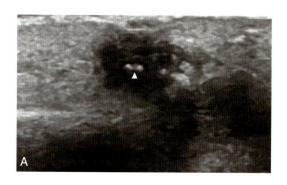 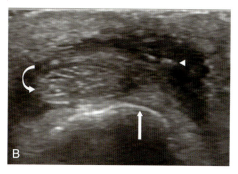

图16.13 A.腕关节背侧软组织内的强回声(三角)为玻璃异物。B.邻近的尺侧腕伸肌腱(弯箭头)及尺骨茎突(直箭头)周围可见边界不清的低回声晕,为肉芽肿反应

腱鞘炎

- 腱鞘炎源于腱鞘周围滑膜的炎性反应,临床表现很像肿物。

- 腱鞘炎可能与潜在的创伤(例如肌腱病或肌腱撕裂),退行性炎性反应(例如风湿性关节炎或晶体沉积性疾病)或感染有关。

- 根据病因、病程以及严重程度的不同,腱鞘炎可以有多种超声表现(图16.14)。

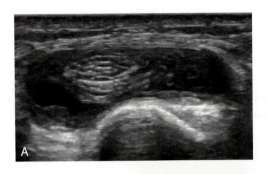
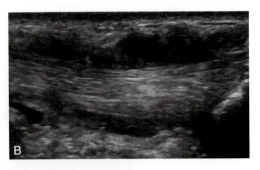
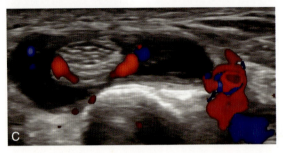

图 16.14　横切面（A）和纵切面（B）灰阶超声图像显示尺侧腕伸肌腱鞘内透声差的液体和明显增厚的滑膜组织。C. 彩色多普勒超声显示其内血流信号丰富

– 单纯的无回声腱鞘积液。

– 液体透声不良，内见漂动的片絮状低回声，常可压缩变形。

– 滑膜增生，表现为与腱鞘内包绕肌腱的低回声软组织，沿着腱鞘分布，且无可压缩性。

- 当滑膜明显增生时，腱鞘内往往很少见到液体（图 16.15）。

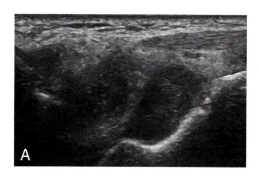
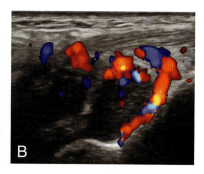
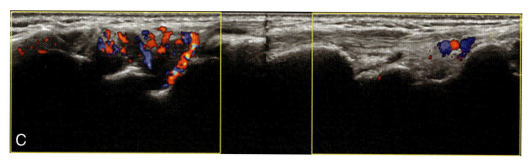

图 16.15　图 16.14 的风湿性关节炎患者。图 A 和图 B 分别为灰阶和彩色多普勒超声图像，清晰显示桡腕关节和腕中关节背侧滑膜明显增生，血流信号丰富，符合滑膜炎的表现。C. 双幅对比显示急性腕关节滑膜炎（左图）与未受累的正常腕关节（右侧）的彩色多普勒图像